王晏美：
肛肠呵护指南

王晏美 主编

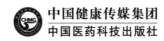

中国健康传媒集团
中国医药科技出版社

内 容 提 要

肛肠疾病是一种常见病，但很多人对肛肠疾病的了解甚少，而且由于患病部位隐秘，患者往往讳疾忌医，以致延误病情，给正常生活和心理健康都造成了不小的困扰。本书是由王晏美团队精心打造的肛肠健康科普书，对临床上搜集到的针对肛肠病患者的常见问题进行了全面解答，将门诊时医生未能详尽解释的医学专业知识以通俗易懂的方式呈现，内容涉及痔疮、肛瘘、肛裂、肛周脓肿、肛门瘙痒症、直肠脱垂、慢性结肠炎、肠易激综合征、克罗恩病、大肠息肉病、直肠癌等常见肛肠疾病的发病因素、诊断、治疗、调理、预防等，传递科学、实用、有益的肛肠疾病医学知识，帮助患者认识和了解所患疾病，以便在就诊时能与医生有效交流，更好地配合治疗，早日康复。

图书在版编目（CIP）数据

王晏美：肛肠呵护指南 / 王晏美主编. — 北京：中国医药科技出版社，2020.8

ISBN 978-7-5214-1916-0

Ⅰ.①王… Ⅱ.①王… Ⅲ.①肛门疾病—防治 ②直肠疾病—防治 Ⅳ.① R574

中国版本图书馆 CIP 数据核字（2020）第 119151 号

美术编辑 陈君杞
插　画 赵若汐
版式设计 锋尚设计

出版　中国健康传媒集团 | 中国医药科技出版社
地址　北京市海淀区文慧园北路甲 22 号
邮编　100082
电话　发行：010-62227427　邮购：010-62236938
网址　www.cmstp.com
规格　710×1000mm
印张　18½
字数　263 千字
版次　2020 年 8 月第 1 版
印次　2024 年 4 月第 2 次印刷
印刷　北京印刷集团有限责任公司
经销　全国各地新华书店
书号　ISBN 978-7-5214-1916-0
定价　45.00 元

获取新书信息、投稿、为图书纠错，请扫码联系我们。

前言

根据《中国成人常见肛肠疾病流行病学调查》显示，18周岁以上（含）的城乡居民中，肛肠疾病患病率达50.1%，远高于心脑血管、高血压等常见疾病。说到肛肠疾病，大家最熟悉的就是痔疮了。有句俗话说"十人九痔"，人们对痔疮似乎都很熟悉，但又不是特别了解。很多人都认为肛肠疾病是小毛病，有的人因为发病部位隐秘而不愿就医。调查显示，患者对肛肠疾病的认知率为48.1%，就诊率仅为28%。

肛肠疾病有些是由于先天因素或其他疾病引起的，很多则与饮食习惯、生活方式、排便习惯、心理状况、工作环境等因素相关。在门诊中，我们经常遇到因平时不注意肛肠健康而错过最佳诊疗时间的患者，也有些患者出现便秘、便血、腹泻、腹痛等肛肠症状后就怀疑自己患有重疾，整日奔波于各大医院做各项检查，不仅症状没有缓解，还严重影响了正常的生活、工作以及心理健康。

缺乏基本的医学知识，对自身症状无法做到正确的判断，有的人选择忽视自身健康问题，有的人选择自己上网查找各种网页信息，却往往迷失在各类不同言论之中，导致精神压力过大。作为医生，我们很想把疾病相关的医学知识传递给广大患者及其家属，这不仅能让患者和家属更好地配合医生的治疗，还能减少疾病的复发和恶化。

我们对临床上遇到的患者经常问到的问题进行精选，在本书中给予全面、详细的解答，并将相关的一些基础医学知识穿插其中，便于读者更好地理解疾病的发病机制和治疗方法。随着现代科技的发展，对肛肠疾病的治疗方法也在不断优化，我们也希望将目前应用较成熟的新的治疗方法介绍给患者们。虽然有些疾病现在还没有很好的治愈手段，但我们要相信，医学研究的不断进步会帮助我们找到战胜疾病的方法。

　　希望大家通过阅读此书，对常见的肛肠疾病有更多了解，在平时生活中养成健康的生活方式，保护好肛肠健康。同时希望书中介绍的一些临床治疗经验能给临床医生、医学专业学生提供参考和借鉴。

编者

2020年5月

目 录

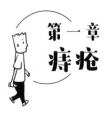

检查诊断

治疗

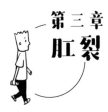

第三章
肛裂

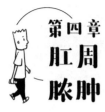

第四章 肛周脓肿

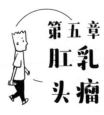

第五章 肛乳头瘤

第六章 肛窦炎

第七章 肛门瘙痒症

第八章
肛门尖
锐湿疣

第九章
肛门直
肠狭窄

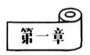

痔疮

Hemorrhoid

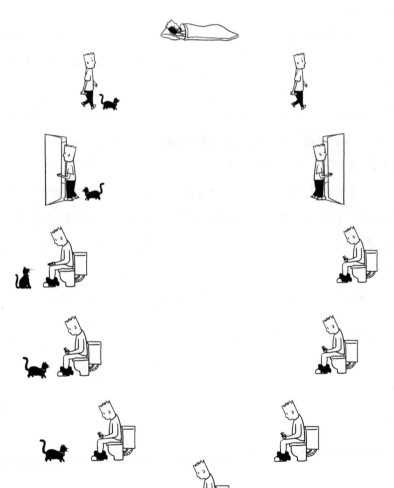

痔疮自述

　　我就是大名鼎鼎无人不知的痔疮，大约在春秋战国时期就被人认出来了，所以我的年龄至少有**2500岁**，不过在那时我的名字不是这样写的，有人叫我"寺"，也有人叫我"峙"。又过了几百年，到了汉朝，才确定了我的名字叫作"**痔**"，不信可以去查查长沙马王堆汉墓出土的《五十二病方》。

　　我还有两个英文名字，大名叫Hemorrhoids，小名叫piles，啥意思啊？Hemorrhoids是古希腊语，意为流血或出血。Pila是拉丁文，意为球状或突起。

　　我出身寒门，生长环境极其恶劣。不过我喜欢这样的环境，环境越差，我长得越快越壮实。我没有**性别歧视**，男女我都"喜欢"。我的人缘特好，能和每一个人建立关系。

　　其实我也不是生来就坏，小时候还是蛮可爱的，帮助东家做些力所能及的事，比如肛门有我助力，闭合时会更加严实。慢慢**长大后我就学坏了**，总给东家捣乱，给他放血，让他疼痛，不这样不足以显示我的存在。

　　好了，先自我介绍到这，关于我的故事还多着呢，耐心往下看吧。

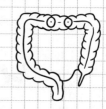

1 "十人九痔"是真的吗

关于痔疮，最流行的一句话就是"十人九痔"，或者再加上"十女十痔"。听起来蛮吓人的，人生在世，难道就不能做个无痔之士吗？

按照这样计算，中国的有"痔"之士将超过10亿，如果真是这样，那全国各地的医院会被痔疮患者挤爆。事实上很多医院是没有肛肠科的，即使有，门诊量也远没有其他科室多。这就奇怪了，一方面是奇高的发病率，一方面又不见这些患者的踪影。

我们来看看痔疮发病率的统计学数据。

- 1975～1977年我国统计的结果是46.3%。
- 1960年英国统计的是13.3%。
- 1990～1994年Johanson调查的美国发病率为5%。
- 而1988年Tirett统计结果法国每10万人口中只有46例，也就是0.046%。

数据显示，没有一个国家达到了"十人九痔"的程度，而且各国间的差距巨大。中国是英国的4倍，是美国的10倍，是法国的千倍。这就奇怪了，难道痔疮偏爱中国人，而法国人是特殊材料制成的，几乎与痔疮无缘吗？都是地球村上的居民，同样是人类，不应该有这么大的差距吧。

很多病的诊断都有量化指标，比如肿瘤通过病理检查可知良性恶性，是否是高血压用测压计一测便知，那么痔疮有量化标准吗？

过去我们认为痔就是肛门局部的小突起，什么性质不管，突起多大也不管，统统都是痔，判定标准太宽泛，把很多其他的疾病都划了进来，甚至包括今天的局部肿瘤。现在呢？局部静脉血管的迂曲扩张就是痔，扩张到什么程度不管，也没有一个非常明确的界限。有人说，可以测量痔疮的大小来诊断，这也很难，痔疮的大小是弹性的，比如躺下来会小，排便时会大。即使这些不变，在实际测量时，肛门镜变换角度和力度也会改变其大小，得出不同数据。

所以"十人九痔"的说法是建立在对"痔"的模糊认识以及诊断上的主观臆测性上，这"九痔"中一部分是肛周其他疾病，一部分是非病之痔，真正会造成人体痛苦和危害健康的"痔"的发病率远没有这么高。

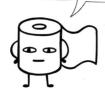

2 人为什么会长痔疮

痔疮面前，人人平等。我们都知道，痔疮是人类特有的疾病，你知道这是为什么吗？

是因为直立的原因吗？是的。爬行的时候，肛门的地位一点都不低，但是人站起来后，肛门就位于整个体腔的最下端了，此处承受的压力最大，肛门静脉要回流到肺，直肠静脉要回流到肝，都属于逆水行舟，如果没有足够的动力就很容易在局部存留，加重局部血管的负担。

当然原因不单纯就这一条，这地方血管还存在缺陷。人体其他部位的静脉血管内都存在静脉瓣，这种瓣的作用与心脏内的二尖瓣和三尖瓣差不多，可以保持血液向一个方向流动。而直肠下端的静脉内没有这样的瓣组织，造成静脉内血液向前流动缺乏相应的动力与保障，容易造成局部血液淤积。

同时，肛门局部的括约肌还影响静脉回流。静脉在回流道路上要穿越丰富的肛门括约肌群，即使在静息状态下内括约肌也会保持一定的张力，更何况这些肌肉在排便时还会不断反复收缩，如果受到炎症刺激，内括约肌还会出现痉挛。所以括约肌成为静脉回流最主要的障碍之一。

痔疮生长的部位是肛门，肛门的功能是排便和控便，排便要下蹲，要用力，久而久之，局部皮肤、肌肉、结缔组织和血管组织就会出现劳损，劳损的结果就是出现痔疮。

"知识卡"

肛门是一段包裹着厚厚括约肌的长约4cm的管状结构，叫肛管，而并不是我们想象中的房屋大门那样的板状结构。这个管壁还不是一般的厚，在人体整个消化道中它是最厚的，总共有5层组织，从里向外依次是：皮肤黏膜层、皮肤黏膜下层、内括约肌层、肛提肌层、外括约肌层。内括约肌层、肛提肌层、外括约肌层统称为肛门的肌肉层，肌肉层是构成肛管的最主要成分，三者既独立又配合，共同担负起肛门的控便和排便任务。其中最重要的还是内括约肌。

括约肌就是可张可弛、可松可紧的肌肉，位于肛管最内侧的就是内括约肌，括是为了排便，约是为了控便。它包裹着肛管的上2/3部分，长约3cm，厚度0.5cm。内括约肌不是肛门局部一块孤立的肌肉，它是直肠壁肌肉的延续和末端，是整个肠管中最肥厚的肌肉。它肥厚的下缘平时距离肛门口约0.5cm，而在排便时它还会下降到肛门口，因此内括约肌是可以被摸到的。

肛门在95%的时间里都是由内括约肌自动掌控，所以它是肛门最重要的肌肉。之所以有这样的能力完全在于它的肌肉属性—平滑肌。平滑肌能够长时间拉紧和维持张力。这种肌肉不随意志收缩，意味着神经系统会自动控制它们，而无需人去考虑。

内括约肌的这种紧张性始终存在，只要不排便，它可以持续一天、两天，甚至一周、两周。所以内括约肌又有"肛门劳模""肛门大力士""肛门最重要的肌肉""国门第一卫士"之称。紧张性一旦遭到破坏，就会出现失禁。这种破坏可能是针对肌肉，也可能是针对支配肌肉的神经。

内括约肌保持正常的伸展性是肛门排便的重要条件，如果伸展性受到制约，不仅会出现排便困难，还会引起肛裂、肛门疼痛等病症。常见疾病和炎症的刺激会导致内括约肌瘢痕化、纤维化，弹性下降。

3 生活中哪些不良习惯会引发痔疮

虽然说痔疮面前人人平等，但有痔疮和痔疮发作或痔疮危害到健康是两个概念，生活中哪些不良因素会激发出痔疮的攻击性呢？

久蹲厕所是首要原因。蹲厕是把肛门置于更低的位置，给肛门和直肠静脉回流又增加了三座大山，不要小看这种物理作用，它可以让你的痔疮迅速长大。

第二个因素是嗜辣。辣椒可以助力肛门局部血管扩张，这种化学刺激起到了痔疮培养基式的作用。此外，在饮食方面，饮水量和膳食纤维摄入量不足，也会间接诱发痔疮。

现在的年轻人都很忙，"997"是很多人的常态，尤其是IT族，不仅工作时间长，还一坐就是大半天，在不知不觉中，痔疮就长大了。

不注意肛门局部清洁卫生，局部血管长期处于慢性炎症的刺激中，会使管壁变脆，弹性下降，造成痔疮水肿和血栓形成。

还有一点会被一些年轻人忽视，肛交。这一行为会造成肛门松弛，痔疮加重。

4 痔疮"喜欢"什么饮食

可以刺激食欲，口感好的食物都是痔疮的"最爱"，最主要的是一些温性食物，例如辣椒、大蒜、羊肉、黄鳝、鹅蛋、荔枝、龙眼、桃子、奶酪、酒、花椒、胡椒、咖啡等。

辣椒的作用是立竿见影的。曾经有个患者去重庆出差，4天连续顿顿重辣，结果最后一天肛门肿了个大包，回北京后立马就来医院报到了。辣椒开胃增加食欲，含丰富维生素，是很多菜品的主味，但其中的辣椒素有扩张末梢血管的作用。

也许你会问，痔疮不是瘀血吗？扩张血管不是可以化瘀吗？不是！要说清楚这个问题需从痔疮的病理说起。痔疮是肛门局部的血管扩张，这种血管当然不是动脉，也不完全是静脉，而是存在于人体黏膜和皮肤结合部的窦状血管扩张。窦状血管又被称为人体的第三种血管，是小动脉和小静脉之间除了毛细血管之外的另一条通路。平时这种血管不开放，当受到物理或化学因素作用时会打开，就出现局部的隆起和出血症状，这就是痔。辣椒素就是化学因素之一，酒精也是。2015年我国痔疮流行病调查结果显示，在全国各省份中，湖南省痔疮发病率最高，而福建省最低。这与湖南人喜爱辣椒和福建人口味清淡的饮食习惯有关。

当然也不是一沾这些食物就会得痔疮，主要在于个人的耐受性。西南地区气候潮湿，摄入辣味有助于体内祛湿，而且在长期的摄入过程中机体已经适应。但如果平时很少吃辣，突然骤然增加食用量就会出问题了。其他食物也是同样道理。

5　蹲和坐哪种排便姿势更容易患痔疮

有人说是蹲，因为下蹲时肛门位置最低，腹部压力最大。

有人说是坐，因为蹲一会腿就麻木了，不会久留，而坐舒服，时间更久。

哪种说法对呢？

这是一道数学题，答案等于两个变量相乘。第一变量是排便姿势，蹲姿肯定比坐姿更利于痔疮生长，前者比后者应该加权10倍左右。第二个变量是如厕时间，事实上喜欢厕所的人，蹲姿根本不影响其久留。所以何种姿势如厕与滞留时间没有必然关系。就普遍性来说，坐姿的滞留时间平均不可能大于蹲姿10倍。厕所从蹲坑到马桶的演变是生活质量的提升，也是肛门健康的保障，当然如果再配上一个好的马桶盖就更完美了。

记住，不管是蹲还是坐，加上一个"久"字就不好了，再好的马桶毕竟不是座椅，永不恋战才是明智之举。

为何上厕所玩手机不利于排便

当直肠内的粪便堆积到一定量时，直肠内刺激肠壁感受器，就会发出冲动，刺激低级排便中枢和大脑皮层，最终导致排便反射而产生便意。而便意对于排便来说是非常重要的，如果忽略便意，自然就没有了排便的感觉，排便中枢无法得到兴奋，乙状结肠和直肠无法得到有效收缩，肛门括约肌无法舒张，人体也不会辅助性地增加胸腔和腹内压力，最终导致粪便无法排出体外。而上厕所玩手机时，人们的注意力往往都比较集中，以至于忽略了便意，直肠中的粪便，自然就无法顺利排出体外。

人的排便过程是一次神经参与的反射活动，常常蹲在卫生间里玩手机，会给神经系统造成一种错误的暗示：我还没看完呢，慢慢来。这种暗示会使原有正常的神经反射环受到破坏，逐渐形成新的反射环，导致排便时间逐渐延长，最终导致便秘的发生。

同时，上厕所玩手机，往往使人们忘记了来厕所的真正意图，长时间的蹲坐，使腹压持续增高，直肠静脉血液回流受阻，肛门直肠静脉丛瘀血充盈，误导神经系统，刺激"排便感应器"，使肛门长期感到坠胀，便意明显，给中枢神经系统传递虚假的排便信号，大便无法正常规律地排出体外。

6 痔疮的第一发病原因是什么

痔疮是多种因素长期作用的结果，这些所谓的"多种因素"里最重要的因素是什么呢？

毫无疑问，排便异常！包括便秘，也包括腹泻。

我们很多人都有体会，如果排便顺畅，肛门也会很舒服，但如果大便干燥或黏腻，排除不顺畅，肛门马上就会不舒服。

便秘会增加排便时的腹压，摩擦挤压肛门局部，也会延长如厕时间，这种长时间对肛门粗暴的蹂躏就是刺激痔疮快速生长。据笔者10年门诊统计，痔疮就诊患者合并便秘高达35%。

腹泻为什么也是痔疮的病因呢？腹泻会引起血管壁慢性炎症，长期作用造成血管脆性增加，弹性下降，很容易形成血管破裂，局部出现血栓痔、水肿痔。

一些特殊的腹泻，比如痢疾、溃疡性结肠炎，腹泻的同时还会里急后重，总有便感总想排，虽然每次排便时间短，但次数多，合计的如厕时间往往会超过便秘，而且排便时会用力努挣。

> 如果说便秘是痔疮的"催化剂"，那么腹泻就是痔疮的"培养基"，所以预防痔疮首先应该从调排便开始。

7 为什么说孕妇是痔疮第一高发人群

"十个孕妇十个痔"，这绝不是危言耸听。如果怀孕前就是痔者，怀孕后70%会加重，30%会重到痛苦不堪的程度，5%会重到难以忍受不得不手术的程度。为什么会这样呢？

（1）**盆腔血容量增加**　孕6周时外周循环血开始增多，32周时增加量达1400mL。盆腔的动脉血流量约增加25%。

（2）**性激素作用**　妊娠期间出现的孕激素、松弛素促使血管扩张、组织松弛。雌激素较平常高出25~40倍。雌激素一方面作用于肛垫雌激素受体或血管平滑肌，使静脉丛扩张充血。另一方面作用于肠壁平滑肌，致其舒张，蠕动下降，造成便秘。

（3）**胎儿压迫**　子宫位于直肠的前侧，有些人子宫后位压迫直肠会影响到排便。当子宫中的小家伙越来越大时，对子宫后下方直肠和肛门的压力也越来越大，局部的静脉回流就会越来越困难。

供血量的增加，组织的松弛，胎儿与便秘的压迫，这三大因素大大增加了痔疮发作的可能性。

孕妇痔疮以水肿外痔、血栓外痔和嵌顿痔为主，疼痛剧烈，有时难以忍受。持续出血，甚至会伴大小便困难，严重威胁孕妇和胎儿的健康。

所以在你决定备孕之前，建议来肛肠科检查评估，看看是否要早处理，防患于未然。

8 小孩子也会患痔疮吗

随着年龄的增加，痔疮发病率会逐步上升，但并不表示小儿就不会得痔疮，这应了那句话叫"有痔不在年高"。

男孩的痔疮以肛缘静脉曲张为主，这种痔疮的特点是在肛门周围皮下可见黄豆大小紫色泡泡，排便下蹲时变大，平卧变小或不见。一般没有危害，不需要特殊处理。主要是由于便秘或家长把便造成。

女孩的痔疮以哨兵痔为主，多位于肛门前侧，可见一小肉揪，排便时肛门疼痛及少量出血，这是肛裂造成的。一般是大便过粗过硬造成的。可以涂一些促进伤口愈合的药膏，并调整饮食改善排便。

小儿痔疮并不是可怕的事，一般不会太严重，只要多饮水，多吃水果蔬菜，改善便干便粗的情况，局部适度用药，就可以很快好转或痊愈。记住，小儿痔疮千万不要随便采取手术治疗。

知识卡

宝宝好几天不拉臭臭，是便秘吗

对于年轻家长来说，初为父母，宝宝的一举一动都牵动着家长脆弱的神经。打个喷嚏，宝宝是不是冻着了？脸有点发红，宝宝是不是热着了？拉稀了，宝宝是不是吃坏肚子了？好几天不拉臭臭，宝宝是不是便秘了？

其实大可不必如此，怎样才能判断宝宝是否便秘了呢？虽然宝宝的肠道非常脆弱，容易受到各种内在的以及外界环境的影响，但是如果宝宝一连几天没有排便，未必就是便秘了。有经验的父母都知道，随着宝宝的生长发育，其胃肠道消化功能会不断地完善，在这个过程中，由于宝宝多以母乳为主，其经过消化后，每天产生的食物残渣是非常少的，排便的时间自然会延长，甚至出现几天不排便的情况。

那么宝宝出现便秘时是什么样的表现呢？当宝宝出现便秘时，不仅仅是排便的时间间隔长，还会出现大便干硬、排便困难的现象。所以如果宝宝除了排便间隔时间长，而且在排便的时候时间非常长，便量却很少，甚至每次都会哭闹不休，那么宝宝很有可能就是便秘了。

如果宝宝排便时间虽然间隔较长，但是排便时未见异常，正常饮食，大便不干，也不费劲，那么宝宝就不是便秘，家长也无需过多的担心，这都是宝宝生长发育过程中出现的正常表现。

9 为什么说痔疮是"吹"出来的

我们都吹过气球，要想把气球吹大必须有几个前提条件且缺一不可。第一，要不断往里吹气，越用力，吹进去的气体越多，气球越大。第二，气球不能破，漏出的气大于吹进的气，气球就吹不大。第三，气球外的压力不能过大，如果我们把气球放在酒瓶里吹，肯定吹不大。相反，如果气球不断升高，大气压越来越小，即使不吹，气球也会变大。

那么痔疮发病和吹气球到底有什么关系呢？我们先来看看肛门附近的"气球"是什么。

在肛门直肠附近分布着两张血管网，分别是直肠下端的直肠静脉丛和肛门缘的肛门静脉丛，这两个静脉丛就好比是两个"气球"，正常情况下它们承担着肛门直肠局部的静脉血回收，但是在一些因素的作用下，它们会变大，就成了痔疮。直肠静脉丛过度扩张形成内痔，肛门静脉丛过度扩张形成外痔，如果两静脉丛同时扩张就形成混合痔。下面就看看这两个"气球"是怎么被"吹"大的。

进"气"过度

这里的"气"是指供应直肠和肛门局部的动脉血。

（1）**动脉血管密集**　供应直肠血的动脉有三支，分别是骶中动脉、直肠上动脉和直肠下动脉，它们都是来自腹腔最大的血管腹主动脉。这三支中，最主要的是直肠上动脉，它从上到下贯穿全直肠，并在直肠下端的左中、右前和右后形成3个分布密集区，这三处的血管就像三张嘴在对直肠静脉丛不断用力吹"气"，如果静脉回流一旦出现问题，局部静脉就会被"吹"大，形成内痔。临床上我们见到的内痔大多是分布在这3个区域，所以这3个区域又被称为母痔区。

（2）**辛辣饮食刺激**　我们都知道过食辛辣食物会得痔疮，但是什么原因却不清楚，就是因为辛辣食物可以增加局部的血供。通常情况下，动脉和静脉之间是通过毛细血管网来过渡的，但在直肠下端和肛门局部却存在大量的动静脉直接吻合现象，这些通路不是总开放，所以局部并没有呈现异常血供现象。当突然摄入大量辛辣食物后，其中所含的辣椒素等成分就会刺激这些通路并使其开放，使局部血供加大，从而"吹"大局部的静脉丛形成痔疮。

出"气"受阻

这里的"气"是指回流的静脉血，对局部静脉丛来说，如果血液入量大于出量，就会有可能使其扩张形成痔。静脉血回流受阻是痔疮发病的最主要因素。

（1）**括约肌障碍**　静脉在回流道路上要穿越丰富的肛门括约肌群，即使在静息状态下内括约肌也会保持一定的张力，更何况这些肌肉在排便时还会不断反复收缩，如果受到炎症刺激，内括约肌还会出现痉挛。所以括约肌成为静脉回流最主要的障碍之一。

（2）**血管缺陷**　在人体其他部位的静脉血管内都存在静脉瓣，这种瓣的作用与心脏内的二尖瓣和三尖瓣差不多，可以保持血液向一个方向流动。而直肠下端的静脉内没有这样的瓣组织，使静脉内血液向前流动缺乏相应的动力与保障，容易造成局部血液淤积。

（3）**位置缺陷**　人是直立体位，肛门又位于整个体腔的最下端，此处承受的压力最大，肛门静脉要回流到肺，直肠静脉要回流到肝，都属于逆水行舟，如果没有足够的动力就很容易在局部存留，加重局部血管的负担。

（4）**不良体位**　以上三点障碍都属于自身问题，为痔疮的发病提供了可能，但并不是说有这三点就肯定会患痔，痔疮的发病率并没有到100%的程度，这些可以说只是内因，痔疮的最终形成还需要外因的作用。

体位是诸多外因中一个最重要的因素，蹲位、坐位使肛门静脉回流处于一个更加不利的境地。蹲下来排便、蹲下来工作、蹲下来坐浴都不要时间过久。久坐也一样，像职业司机、IT人员，一坐就是数小时不动，患痔风险会大大增加。

（5）**用力排便**　便秘时我们会用力排便，这个时候会屏气收腹，膈肌下降，腹腔压力瞬间剧烈升高，使静脉回流难度加大。同时干硬的粪便会挤压血管，导致血液回流受阻。

（6）**孕妇**　子宫与直肠紧连，位于其前上方，当胎儿逐渐生长、子宫慢慢变大，就会压迫直肠，造成静脉回流困难。

（7）**疾病压迫**　下腹部肿瘤、高血压、肝硬化、肛门直肠慢性炎症等，都是静脉回流障碍的因素。

管外压下降

放飞气球时，随着气球不断升高，它会变得越来越大。这是因为高空中大气压低，为了维持内外压力平衡，气球就要变大。静脉血管的大小变化也是同样的道理，之所以会扩张，就是因为管外压下降。

（1）**直肠黏膜下疏松**　直肠静脉丛位于直肠黏膜下层，周围组织很疏松，如果黏膜松弛，血管外限制因素消失，遇到一些诱因就会很容易扩张形成痔。

（2）**排便状态过久**　通常情况下，肛门内括约肌保持一定张力，此处的静脉血管由于受到此张力的限制一般很难扩张。但排便时，肛门括约肌处于松弛状态，此处的静脉丛就会扩张，日久弹性下降不能回缩就变成了痔。

（3）**括约肌受损松弛**　我们在很多肛门括约肌受损者身上发现了严重的痔疮，比如肛瘘术后、先天性无肛门括约肌。其原因就是因为肛管压下降，静脉内压相对增加，导致血管扩张。

10° 痔疮的成因有哪些不同的说法

（1）**静脉曲张学说**　认为痔的形成是由局部的静脉扩张瘀血所致，其发病存在3个好发区域，即左侧正中、右后侧、右前侧，称为3个母痔区，原因是直肠上动脉在这3个部位分布密集造成。该学说是认可度最高的学说之一，但无法解释痔出血为何是鲜红的，因为红色是动脉血，而本学说认为痔疮是静脉病变。

（2）**炎变学说**　认为炎症长期刺激静脉壁，管壁增生弹性下降，静脉回流缓慢导致痔。

（3）**括约肌功能下降学说**　这是国内学者首先提出的，认为肛门括约肌功能下降，肛管局部组织结构松弛，肛管压力下降，为维持正常肛管压，局部静脉丛代偿性扩张导致痔。

（4）**血管增生学说**　认为痔疮是血管增生形成的血管瘤，这种血管瘤是直肠下端黏膜下层丰富的动、静脉直接吻合造成的。这一学说很好地解释了痔疮出血为何是红色的。

（5）**肛垫学说**　这是目前最流行的学说。20世纪60年代，一位德国学者发现肛管黏膜下血管十分复杂，呈海绵状结构。1975年，Thomson发现42例正常人这种海绵体的存在，并呈3、7、11排列。他认为该组织起软垫作用，有助于肛门严密闭合，起名为"肛垫"。肛垫位于齿线上方宽约1.5cm的直肠柱区，是肛管与直肠的衔接地带，辅助闭合肛门，维持粪便自制。肛垫过度肥大，出现便血和脱出即为痔。

这些学说从不同角度解释了痔疮的成因。

11 痔疮会癌变吗

有的患者因便血最后查出是直肠癌，由此认为这个肠癌是痔疮变的，这肯定是错误的，把便血和痔疮画等号了。

很多人便血就自认为是痔疮犯了，不重视不治疗，其实便血可能是痔疮，也可能是癌症，还可能是肠道炎症或溃疡等。

痔疮和直肠癌是两种不同性质的疾病，之间不存在转化关系，痔疮就是痔疮，只有轻重，永远不会癌变。

虽然痔疮不会癌变，但它会误导和混淆对直肠癌的早期发现，因为这两种疾病生长的部位重合或临近，出血特点非常相似。在不能明确出血就是痔疮造成的情况下，最好是去医院检查，排除肠道肿瘤的可能性。

12 痔疮会引起便秘吗

便秘会引起痔疮，反过来，痔疮会影响排便吗？会！

肛门有控便和排便两方面功能，肛垫学说解释了痔疮对肛门的控便功能有辅助作用。排便功能要求肛门在排便时既能充分扩张又能强力收缩，只有充分扩张，粪便才能通过，只有强力收缩，才能排空肛管的粪便。痔疮生长在肛门局部，肥大的痔疮会造成肛门口径缩小，收缩无力，所以会影响排便。

照这个理论，手术切除痔疮后肛门就会通畅，但有些患者做完痔疮手术大便反而细了。这是因为肛门是圆形的，手术切除痔疮后会形成局部瘢痕，瘢痕会降低肛门弹性并向中心挛缩，切除越多痔疮这样的改变越明显。所以术中应该对肛门进行适当松解才会即治疗痔疮，又使排便更通畅。

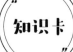

知识卡

哪些恶习会造成便秘

恶习一：不合理的饮食习惯。

不合理的饮食结构、不健康的食物、不规律性进食都会导致便秘发生。除了油炸、膨化食品外，各种肉食、油腻、甜食、口感较重食品或食物过精过细也都会引起便秘。食物总量过少，不足以刺激肠道蠕动，或食物中蔬菜、水果等含膳食纤维高的食物比例过低或缺乏，或进食不规律、过度节食等都会造成便秘。

此外，不合理的饮食习惯不仅导致便秘的发生，还会影响身体和智力发育。

恶习二：不健康的生活习惯。

经常熬夜、精神紧张等诸多不良生活习惯都会影响大肠的传输功能，造成便秘，这种便秘也有个名字，叫"压力型便秘"。主要是因为人体处于紧张状态时，交感神经兴奋，肠道蠕动会受到抑制。作息无规律，长期熬夜，使生物钟规律被破坏，自主神经系统调节功能紊乱，诱发便秘。紧张状态下，肠道有益菌会减少，造成菌群失调，肠道功能紊乱，也会导致便秘的发生。

此外，缺乏运动也是一条"恶习"。现在很多年轻人喜欢宅在家里，不喜欢运动。肠道的蠕动不仅需要粪便的刺激，也需要外力来刺激。

恶习三：不规律的排便习惯。

年轻人由于工作忙碌，生活没规律，很难养成定时排便的习惯，所以经常不得不"忍便"。

便意的出现意味着粪便已经下行到达直肠，并且积蓄了一定的量，刺激位于肛门上端的排便感受器申请排出。这个时候如果我们总是采取拒绝的态度，日久就会降低感受器的阈值，直至麻痹。便意一旦消失，整个排便反射的导火索无法被点燃，就会导致不排便或排便困难。所以就排便来说，长期"忍便"绝对是第一大"恶习"。

有些人虽然不憋便，但喜欢坐在马桶上不起，这也是不好的习惯。做事要专注，效率才会高，排便也一样，否则不仅没便意，整个排便反射也发动不起来。

恶习四：滥用泻药。

便秘了，肠功能下降，肠道罢工，这时候大部分人的做法是什么呢？吃泻药，而且是作用非常强的刺激性泻药。如果长期服用泻药就会造成顽固性便秘。

13 痔疮出血的危害到底有多大

痔疮的英文名称是Hemorrhoids，词义就是出血，国外早期认为痔疮是一种可怕的出血性疾病。不要小看痔疮出血，如果连续出血一周，就相当于献血一次。很多人对献血非常谨慎，但对痔疮这样的漏血却非常慷慨。曾经有个小伙子来就诊时，血色素只有43g/L，正常人是多少呢？男性不低于120g/L，女性不低于110g/L。按此估算，小伙子累积出血量已经超过3000mL，相当于献了15次血。

血色素90~110g/L，为轻度贫血；60~90g/L为中度贫血；30~60g/L为重度贫血；小于20g/L为极重度贫血。这个小伙子已经是重度贫血了。

贫血后怎样？这个小伙子胸部的X光片中可看到心脏明显增大，同时发现他面部和下肢浮肿。初步判断心功能不全、阵发性心绞痛。就是说，小小的痔疮出血竟然会危害心脏。

吐故纳新不仅体现在人体的呼吸系统、消化系统、泌尿系统等，也体现在每个细胞。人体的每块组织、每个细胞，时时刻刻都需要氧和营养物质，也时时刻刻在排泄二氧化碳等废物，而这一任务就是由血液来完成的，更具体来讲是由红细胞来完成。红细胞中90%是血红蛋白，血液流经肺部时血红蛋白搭载上氧，在流经胃部、小肠时搭载上氨基酸等营养物质，这个时候血液为鲜红色，我们称其为动脉血。动脉血流经组织器官，将氧和营养物质卸下，搭载上二氧化碳等废物，这个时候变成紫红，我们称其为静脉血。贫血的时候红细胞减少、血红蛋白减少，剩余的红细胞只能超负荷工作，心脏加快跳动，督促它们跑步前进，久而久之，心脏就肥大了。其实当人体出现心慌气短、乏力等报警信号的时候，说明红细胞已不能胜任了，再持续下去，还将出现头晕失眠、食欲减退、恶心呕吐、肢体麻木、感觉障碍、皮肤干燥，更严重就会出现心脏肥大、心功能不全、心绞痛。对于孕妇来说，有可能会出现胎儿智力下降，或早产、死胎。

长期贫血还会造成大脑、肾脏等人体重要脏器的损伤。

14° 哪些疾病要警惕痔疮来捣乱

痔疮的出现除了与部位特点及不良习惯有关外，还与身体的其他疾病相关。

（1）**便秘**　是痔疮的第一发病原因，痔疮的出现又会对排便产生阻碍，二者形成恶性循环。所以要想消除痔疮的困扰，首先应该解决便秘问题。

（2）**肝硬化**　内痔血回流的主要通路是经门脉系统到肝，肝硬化会引起门脉高压，造成痔血管回流受阻，形成痔疮。肝硬化主要是由乙肝、肝血吸虫病、肝癌等肝脏疾病引起，这些疾病都可能会引起严重的痔疮。

（3）**心血管系统疾病**　冠心病、高血压、高血脂、脑梗死等疾病会造成血管硬化，管壁弹性下降。在这些疾病的治疗中会运用扩血管和抗凝药物。扩血管药会引起痔疮，抗凝药会促进痔出血。

（4）**糖尿病**　糖尿病对人体的危害首先是血管病变，长期的血糖增高会导致动脉粥样硬化及微血管基底膜增厚、糖原沉积、脂肪样和透明样变性，血管病变是痔疮发作和出现症状的基础。

如果有以上这些疾病应检查痔疮情况，并尽早处理，否则后续痔疮发作，不仅严重危害身体，而且这些疾病也会制约痔疮有效治疗手段的使用。

15° 上班族怎样防痔

上班族是痔疮高危人群，工作压力大、加班熬夜、久坐久立、交际应酬、饮食与生活不规律等都是痔疮的成因，如何能做到工作与防痔两不误，下面给出几条建议。

（1）**厕所革命**　人体有直立反射，所以晨起第一件事应该是排便。姿势以平坐、两腿分开成90°，上身前倾，手托下巴。精力集中，手机、报纸、书籍不得带入厕所内。排便控制在10分钟之内，不可恋战，实在不出，酝酿后下次再来。便后最好用温水冲洗，有条件者最好安装智能马桶盖。如果没有条件，可以坐浴，但水温应控制在与体温相当，时间不超过5分钟，不要熏蒸。

（2）戒烟控酒　肺与大肠相表里，吸烟首先危害肺，对肛门局部的血管也有不良的刺激作用，所以要戒烟。酒精可以扩张末梢血管，打开入口通道，增加局部灌注量，所以应该控制饮酒量。如果难以避免饮酒，也应该选择低度酒，并控制量和频度。

（3）远离快餐　尤其是洋快餐，油炸成分多，刺激原料多，要尽量少吃。辣椒是很多人的钟爱，但应控制量，出差到西南地区，绝不能对辣味暴饮暴食。人体的适应能力是有限的，超过了就会出事。

（4）运动、补水　水是人体最好的润滑剂和排毒剂，血液循环离不开水，所以再忙也不能忘记补水，不要等到渴了才想到喝水。运动是促进血液循环的最好方式。对久坐一族来说，工作之余一定要抽出时间参加运动，没有场地，跑步也可以，其实这是为自己储备应对上班后久坐的能量。工作期间也要挤出时间站起来，走一走，如果能做上几十次提肛锻炼会更好。

（5）主动出击　当痔疮出现发作的苗头，要主动出击，把它扼杀在摇篮中。偶尔出血问题不大，但如果连续或间断出血，就一定要去医院检查。疼痛，突然发生后慢慢缓解，问题也不大，但如果不缓解或加重就要去医院。痔疮不大，只是偶尔出现症状，可以通过日常调整或适当药物治疗。但对于频繁出血或疼痛，或已脱垂，应该考虑非保守治疗。千万不能因担心疼痛或术后复发而拖延不治。在治疗方法的选择上不要看广告走捷径，目前痔疮的手术"微创"是个坑，选择不慎后果可能会超越痔疮本身的危害。

16 痔疮如何预防

痔疮是部位病，也是行为与习惯病，对前者我们无能为力，但我们可以改正不良习惯和行为来对其进行预防。按权重，我们可以对痔疮的发病因素由重到轻进行排行。

- 蹲厕过频、时间过久。
- 过度疲劳、久坐、久蹲。
- 妇女妊娠。
- 过食肥甘厚味、辛辣刺激之品。
- 久泻久痢，长期便秘。
- 过度不洁性生活。
- 疾病影响，如下腹部肿瘤、高血压、肝硬化、肛门直肠慢性炎症。

针对这些病因可以采取以下措施来预防。

❶ 积极参加各项体育锻炼，增强全身体质，并保持乐观的情绪。

❷ 大便时不要看书，不要久蹲不起或过分用力。多食蔬菜、水果，预防便秘。

❸ 避免久坐、久站、久行，积极治疗心、肺、肝脏方面疾病。

❹ 及时治疗肠道和肛门周围的炎症。要避免大量饮酒、吃辣椒等，勤用温水坐浴，勤换内裤。

❺ 做肛门保健操和自我按摩。也可每日做半小时提肛运动或直接用食指按揉肛门。

"知识卡"

便后、睡前保健操

便后操是在便后先清洗一次肛门，然后用右手食指尖压在肛门缘处，轻轻推肛门向上，同时收缩肛门，然后放松，如此重复30次。

睡前操是在睡前，两膝跪在床上，两肘着床，头低垂，腰部下弯，臀部稍高，挺身收腹深吸气，同时有力地收缩肛门，然后放松。如此重复30次，能有效地疏散局部充血，对年老体弱、久病者更适用。

17 出现什么情况时自己可能患痔疮了

（1）**肛周出现凸起物** 不知不觉在肛缘出现的无痛性柔软肿物，或排便时从肛门里边脱出肛外的柔软肿物，或突然出现的质硬包块伴剧烈疼痛。如果是慢慢出现的质硬包块就别认为是痔疮了。

（2）**便鲜红血** 排便时滴出或喷射出鲜红色血，周期性发作。如果是色暗的血也别当是痔疮。

（3）**肛门突然肿痛** 发作突然，之后会慢慢缓解，同时在肛周可触及肿物，触痛明显。

（4）**肛门潮湿与瘙痒** 虽然不是痔疮特有的症状，但它们的出现，超过60%的可能是患痔疮了，而且是比较严重的痔疮。

以上情况单独出现就可以初步判断有痔疮，但若是几种情况叠加，患痔疮的可能性会进一步增大。当然最后的确诊还需要去医院做相应检查。

18 诊断痔疮需要做哪些检查

痔疮检查既不需要B超，也不需要CT和核磁，靠医生的眼和手在肛肠科门诊就完全可以搞定。

（1）**眼看** 看肛周的包块位置、大小、数量、形态、颜色。

（2）**指触** 肛肠科医生的手指就是"B超"，可以探查肛周包块的性质、皮下组织内异常情况，以及肛管和直肠腔的肿物。指检对于痔疮的诊断起鉴别作用，痔疮非常容易与直肠癌混淆，但是通过指诊，就可以快速甄别大部分直肠肿瘤。所以现在的常规体检都会加上指诊，不过外科医生和肛肠科医生的手指感觉还是有一定差异，肛肠科医生的诊断一般会更准确。

（3）**肛门镜** 由于一部分痔疮是长在肛门内，外面是看不到的，就需要借助肛门镜来看。肛门镜可以观察肛管、直肠下端，就是内痔和混合痔的生长区域。当然如果有肿瘤和局部黏膜病变也会一览无余，同时也会看到肠腔内容物，通过这些物质对肠道情况有初步判断。

无论是指诊还是肛门镜，只能确定下半直肠及以下部位的病况，如果是症状和检查不相吻合，应该进一步向上检查，这个时候就需要结肠镜登场了。

19 怎样确定便血是痔疮出血

痔疮出血有以下五大特点。

（1）**色鲜红**　痔出血是排便过程中血液从血管内直接流出，没有经过存留，所以是鲜红的。

（2）**滴出或喷射而出**　排便过程中点滴而下，少数表现为喷射而出，患者形容像自来水的龙头出水一样。

（3）**无夹杂物**　就是单纯的血，不夹杂粪便和肠黏液。

（4）**周期性**　连续出几天后会停歇很久，然后又会复发。当然也有的会连续出血很久，需要临床治疗才能止血。

（5）**量大**　不要小看痔疮的出血，如果连续出血10天以上就可能会造成失血性贫血，所以必须及时治疗。

如果服用降压药、抗凝药等，会诱发或加重痔疮出血。

20 怎样确定肛门疼痛是痔疮引起的

肛门与直肠很多疾病会造成肛门局部疼痛，怎样自我判断疼痛就是痔疮痛呢？

（1）**肛门突然肿痛**　无任何征兆，突然发作，疼痛难忍。或出现在便后，或出现在旅途，或出现在机体"上火"后，或出现在熬夜加班后，或出现在一次便秘后。肿痛持续几天后会慢慢自行缓解。

（2）**肛周触及包块**　之前的痔疮突然变硬，或平时脱出的痔疮突然变硬不能还纳，或之前没有痔疮但肛周突然出现一紫色包块。这些包块硬；触痛明显。

痔疮非发作状态基本没有症状，在一些诱因作用下会发作，如外痔水肿或形成血栓，或内痔脱垂嵌顿，这个时候疼痛就出现了。肿块不大于蚕豆大小一般可以自行吸收，超过这个大小就需要尽快手术。

21　不痛就不是痔疮吗

一些患者到医院被诊断为痔疮很是吃惊，说："我平时不疼为啥有痔疮？"痔疮和疼痛并没有必然关系，痔疮大部分时间处于休眠状态，可以没有任何症状，或者只是感到肛门局部多了块肉揪，如果是轻度的内痔我们什么也感受不到。但这并不代表我们没有痔疮。

痔疮的生长是缓慢和悄无声息的，哪天我们过食辣椒或便秘了，这些痔疮就会突然变大，出现疼痛或出血。也就是说痔疮有发作和非发作两种状态。大部分情况下痔疮到了发作状态我们才去采取措施，但对一些特殊人群，在非发作状态就要提前干预，比如怀孕前、高血压、心脑血管疾病患者等。

22　痔疮为什么要分成不同类型

痔疮根据发病的部位分为内痔、外痔和混合痔。位于直肠下端的痔叫内痔，位于肛管、肛缘的痔叫外痔，同一点位内外痔同时存在的叫混合痔。外痔又分为结缔组织痔、静脉曲张痔、炎性痔、血栓痔。为什么要这样分呢？

虽然都叫痔，但生长的部位不同，特性不同，治疗方法也不同。内痔表面是黏膜，其表现主要是出血，治疗可以注射、结扎或套扎，当然也可以用栓剂。外痔表面是皮肤，主要表现是疼痛和瘙痒，手术就只能切除不可以注射，当然也可以涂药或外洗。混合痔的治疗方法可以综合以上这两种方法。

所以，治疗前必须搞清楚痔疮的类型，然后对症施治。

23° 痔疮的点位是如何划分的

肛肠科医生有个外号叫"钟表匠"，因为天天在和人体上的"表盘"打交道。

肛门是圆形的，为了准确描述痔疮的发病部位，就在这个圆上完全按照表盘的刻度分成12个点位。通行的是截石位标记法，即人体自身的前正中是12点，后正中是6点，左正中是3点，右正中是9点，其他点位依次分布。

女性6点和12点痔高发，这两个部位的痔又叫"哨兵痔"。男性3点、7点、11点痔多见，这3个点的痔又叫母痔，是手术重点处理的部位。

这样的点位划分，不仅用来标记痔疮，也用来标记一切肛周疾病。

24° 内痔有轻重之别吗

内痔一般分为四期。

一期，其特征是时不时出鲜血，不会移位脱垂，也不疼痛。

二期，其特征除了便血外，由于体积变大，会随大便一起脱出肛外，但不用管它，便后会回到原位。

三期，便血也有，脱出也有，与二期不同的是，它在出来后不能自行回到原位，需要帮助才可以还纳。除此之外，内痔一般无痛，但会分泌黏液刺激肛周皮肤导致肛门瘙痒。与外痔比较，内痔对人的危害相对要大，如果连续出血10天以上，就有可能出现失血性贫血。

四期，内痔脱出肛外形成血栓，嵌塞在肛缘外不能回纳。这是痔疮的一种急性发作状态，疼痛于发病即刻最甚，后逐渐缓解，与血栓外痔临床表现基本相同。也有将其定义为嵌顿痔。

25 外痔是如何分类的

外痔又分为结缔组织外痔、静脉曲张性外痔、炎性外痔和血栓外痔。

（1）**结缔组织外痔**　就是肛缘周围的赘皮，临床最常见。这里要分清是正常的肛门皮肤皱褶还是增生的结缔组织。正常的肛门皮肤皱褶是为了满足肛门排便时能够充分舒张，如果将其当作外痔予以切除，就会影响肛门这一功能。其区别要点是外痔是几处明显的突起，而皱褶多均匀分布。

（2）**静脉曲张性外痔**　像海绵状，其特点是大小可变，排便下蹲时变大，手术麻醉时肛管松弛痔也变大，平卧时则变小。有部分静脉曲张性外痔生长在肛管内，患者自己诉说排便时有东西脱出，但来看病时平卧检查又找不到，这时要注意与内痔辨别。

（3）**炎性外痔**　就是水肿的结缔组织外痔，看上去像个水泡样，是循环障碍引起。这里不要误认为是外痔发炎，或与肛周脓肿混淆。发病初期疼痛明显。

（4）**血栓外痔**　也属于循环障碍，是严重的循环障碍导致血管破裂，血液外泄淤积在肛缘皮下，看上去像个紫色的肿包，早期疼痛剧烈，大部分可以自行吸收缓解，如果范围过大则需要及时手术。

26 混合痔就是外痔加内痔吗

混合痔不是内外痔的简单相加，如果内外痔不在同一部位是不可以叫混合痔的，混合痔是指一个部位内外痔同时存在，强调是一个整体。

混合痔一般不分期，而是分成单纯混合痔、环状混合痔以及嵌顿痔。环状混合痔的数量超过3个，是临床比较难治的痔疮类型，需要术者有丰富的临床经验，否则术后肛门直肠狭窄的可能性较大。比较严重的混合痔会在便后脱垂，当这种脱垂没有及时还纳，形成血栓不能还纳时叫混合痔嵌顿。嵌顿痔非常痛苦，需要及时手术才能缓解疼痛。

混合痔的手术方法也不同于单纯的内痔加外痔，经典的方法是外剥内扎术。

27 怎样区分痔疮和肛裂

痔疮和肛裂是肛周两个最常见的疾病，症状趋同，部位一样，怎样才能准确区分这两个疾病呢？

两者都有便血，而且都是鲜红色，但是痔疮出血多是滴出或喷射而出，量大，而肛裂多是便后手纸擦血，量比较少。

两者都有疼痛，但痔疮疼痛只是偶尔发作，持续几天，后逐步缓解，排便前后都存在。痔疮不发作时不会疼痛。肛裂疼痛以便后为主，排便后出现剧烈肛门疼痛，多持续数小时，持续时间越长说明肛裂越重。如果用手触摸肛门局部，肛裂局部肌肉紧张，触痛明显，痔疮就没有这样的症状。

肛裂基本都是与痔疮合并存在，肛裂的痔疮叫"哨兵痔"。区分肛裂和痔疮的目的是不能把肛裂当痔疮治，否则效果差，耽误病情。

28 怎样区分痔疮和直肠癌

由于痔疮和直肠癌生长的部位都是直肠，两者的共同特点是便血，所以它们非常容易被混淆。

痔疮出血是鲜红的，周期性发作，直肠癌出血色暗，持续反复发作。一些较低位的直肠癌出血颜色与痔疮接近，此时应该仔细观察出的血是单纯血还是血里合并黏液或粪便，如果不是纯血，就不应该认定是痔疮。直肠癌的标准血样是果酱样便。

在以上症状辨别的基础上通过局部检查来进一步甄别。肛门镜下看看肠腔是否有残留血，如果有，应该排除是痔疮的可能性。当然最不能缺的是肛门指诊，直肠下2/3的肿瘤可以直接通过指诊鉴别。当然也可以一步到位，怀疑肠道有问题，直接进行结肠镜检查就可以了。

特别提醒，超过40岁以上经常便血者应该首先考虑是否是肿瘤，然后再考虑痔疮的问题。

29　怎样区分痔疮和肛门癌

肛门癌是指生长在肛缘附近的恶性肿瘤，由于两者都是肛周的凸起，所以很容易混淆。

常见的肛门癌有肛门鳞癌、腺癌，罕见的有肛门恶性黑色素瘤、肛门派杰氏病。

笼统的区分是看凸起物的质地，痔疮和体表组织硬度相当，但肿瘤相对硬，此外，肿瘤活动度差，与正常组织间的边界不清，瘤体表面不光滑。

肿瘤是逐渐加重式疼痛，后期疼痛非常剧烈，难以缓解，但痔疮一般不痛，发作时虽然疼痛，但慢慢会缓解。

肛门派杰氏病除了硬结外，会在肛门局部出现非常难受的瘙痒，涂各种药物都没有明显效果。肛门恶性黑色素瘤会在局部出现黑或紫色斑块，周边还分布若干小的黑色痣。

对可疑的肛门凸起，根本的诊断方法是病理检查。

30 怎样区分痔疮和肛门息肉

肛门息肉是生长在肛门直肠交界线——齿线上的凸起物，又称肛乳头瘤或肛乳头肥大，因为同是生长在肛门局部的凸起物，所以与痔疮容易混淆。

小的肛门息肉在体检指诊时可被发现，一些体检的医生可能把它误认为是肠息肉。大的肛门息肉会脱出肛门外，与内痔脱垂相似。

和痔疮的鉴别点是，肛门息肉质地硬于痔疮，有蒂，根在肛门内3cm左右处，外观乳头状或菜花状，表面颜色发白或淡红，不容易出血。

小于1cm的肛门息肉成人发生率超过80%，不需要处理，便后脱出肛门外的才需要处理。把它等同于肠息肉发现即切除的处理方法是错误的，它的临床癌变率万分之一都不到。

31 怎样区分痔疮和直肠息肉

直肠息肉是明确的癌前病变，早期发现是治愈的关键。低位直肠息肉与内痔生长在同一部位，都会出血，都会脱垂，二者很容易混淆。

直肠息肉出血颜色鲜红或暗红，夹黏液或粪便，量小，基本不会单独滴出或喷出，多便后手纸染血或粪便表面附着。

低位的直肠息肉长到一定大小会随大便脱出肛外，需要用手托回。脱出物鲜红，柔软，表面非常脆，触碰易出血。脱出物分泌黏液造成肛门潮湿。

一旦怀疑自己是直肠息肉，应尽快去医院就医，尽快行结肠镜检查。

32 怎样区分痔疮和直肠脱垂

首先从名称上二者就容易混淆，中医学教科书里的"脱肛"指的是直肠脱垂，而患者通常所说的"脱肛"是指痔疮。

从大小上，痔疮小，而直肠脱垂大。从形状上，痔疮呈颗粒状，脱出物之间有界线，而直肠脱垂是环形柱状，一圈没有分界沟。从质地上，痔疮软，直肠脱垂硬。从出血上，痔疮易出血，而直肠脱垂出血少。

区分痔疮和直肠脱垂的意义在于治疗方法不同，痔疮是切除，而直肠脱垂需要固定。

对于专业医生，看一下脱出物就可鉴别，所以患者如果自己难判定是什么问题，拍个脱出物照片咨询或展示给就诊医生就可以了。

33 怎样区分痔疮和肛周脓肿

肛门突然肿痛，并凸起硬包，可能性最大的两种疾病是痔疮和肛周脓肿。

痔疮急性发作时会疼痛，所谓急性发作是指内痔脱垂嵌顿、外痔水肿和血栓3种情况，过度行走、久蹲、久坐、便秘等情况下肛门突然疼痛，有肿物脱出，一发病疼痛即达峰值，之后慢慢缓解，肿块也慢慢变小。局部可见水泡样肿物或出现紫或黑肿物。不会发热。

肛周脓肿的肿块和疼痛是逐渐加重，肿块多位于肛缘外，呈漫肿，严重者会合并发热。

区分两者的意义在于脓肿一定要早期治疗，口服抗生素如果不能有效控制病情，应做切开排脓处理或直接行根治术。迁延不治会向周围蔓延，加重病情甚至危害全身。

34 患了痔疮首先应该怎么办

如果是感觉自己患痔疮了，比如出现便血、疼痛、脱垂等症状，应该去医院进一步明确诊断。

如果是在医院被诊断为痔疮，要根据医嘱积极治疗，轻者可以用药物，重者需要手术。所谓轻者是指偶尔便血，突然发作的疼痛，但不是很严重，慢慢已经在缓解了，肛门局部的凸起物小于蚕豆大小。所谓重者，是指反复或连续的滴血、喷血，或已经贫血，便后肛门有肿物脱出，或肛门周围外痔比较严重。

当然有些患者痔疮并不是很严重，但属于特殊人群，比如孕妇、高血压患者及其他高龄患者，应该尽早手术。

需要指出的是，痔疮手术不是小手术，要到正规医院进行治疗。

35 痔疮出血怎么办

便血是内痔和混合痔最常见的症状，轻者会周期性发作，重者连续不停。如果是喷射状出血，10天左右就可能导致贫血。所以一旦出现便血应及时治疗。可以尝试以下方法。

（1）**茶饮**　用干槐花20g泡茶喝。

（2）**灌肠**　凝血酶原蛋白酶2支溶于5mL生理盐水灌肠，每日1~2次。

（3）**外用药**　用各种痔疮栓纳肛，每天2次。

（4）**口服**　可选择地榆槐角丸、云南白药、迈之灵、龙血竭胶囊、裸花紫珠分散片等其中的一种或两种。

（5）**中药治疗**　地榆炭15g，槐花10g，白及15g，生地15g，黄芩10g，黄芪30g，仙鹤草10g，三七粉6g，荆芥碳15g，7剂，水煎内服。

36 缓解痔疮疼痛有什么妙招

痔疮水肿或血栓，或痔核脱垂嵌顿会引起肛门剧烈疼痛，但并不意味着马上就需要手术治疗，可以先尝试以下方法缓解疼痛。

（1）**口服**　迈之灵。

（2）**中药方剂**　五味消毒饮、止痛如神汤。

（3）**中药坐浴**　消肿止痛洗剂（五倍子15g，生侧柏15g，苦参30g，芒硝15g，半枝莲10g，防风15g，黄柏30g，赤芍15g，生甘草10g）。水煎坐浴，每次15分钟，每日2次。

（4）**无花果叶坐浴**　《本草纲目》中记载："无花果味甘平，五毒，主开胃、止泻痢、治五痔。"用法是10片叶子，加水煮15分钟，待温后坐浴，每日2次。

（5）**外用药**　外涂金黄膏，或用活血止痛散加蜂蜜调成糊状外涂。

37　哪些人群患了痔疮不能扛

很多人患了痔疮不当回事，没有及时进行治疗，对健康人群来说会导致生活质量下降，还会增加后续治疗的难度，但对一些特殊人群，如果延误治疗后果就会很严重。

第一类人群是孕妇。如果没有在怀孕前对痔疮进行有效治疗，怀孕期间一旦痔疮发作就存在以下三难。

用药难：很多痔疮药物都含有可能会影响胎儿发育的成分，说明书中标记孕妇禁用或慎用的都应该避免使用。

手术难：曾经有位孕妇在7个月时突然发病，病情非常严重，在万般无奈的情况下进行手术，结果术后一周时出现早产，好在胎儿健康。所以孕产妇痔疮一般不考虑采取手术治疗。

康复难：不能使用对症的药，盆腔压力过大，康复起来会非常缓慢。

第二类人群是肾病患者。这类患者后期肾功能下降，很多患者需要透析，透析患者都要用具有抗凝作用的肝素，会影响痔疮手术。

第三类人群是冠心病患者。很多冠心病患者需要服用阿司匹林，该药是抗凝药。冠心病后期一些患者需要放支架，也需要使用抗凝剂。这些都会影响手术。

第四类人群是高血压患者。高血压本身容易引起痔疮出血，服用的降压药都具有扩张血管作用，也会增加手术风险。

第五类人群是血液病患者。血小板减少、凝血功能异常等血液疾病都不适合手术。

对于这五类人群，发现痔疮应该尽早治疗。

38 女性患了痔疮怎么办

很多女性尤其是年轻女性，在不知不觉中突然发现肛门前后多出了两块肉，软软的，大部分时间都没啥感觉，偶尔排便用力时会肿起来，伴疼痛，但几天后肿痛又慢慢自行缓解。这就是女性痔疮的特点，生长在肛门前后位的结缔组织外痔。

女性这种痔疮的形成与肛门括约肌张力过大有关，张力大不利于静脉和淋巴回流。如果大便干燥，或排便过度用力，造成肛管裂伤，内括约肌暴露，受肠内容物刺激后就会痉挛，更增加淋巴回流难度，致其淤积肛缘皮下，形成结缔组织外痔。所以很多女性的痔疮常合并有肛裂和肛乳头肥大。

此外，肛门右前侧的11点位也是女性痔疮的好发部位，但这里是以内痔为主。这可能与局部的动脉密集分布有关。

大部分女性痔疮都不需要手术，但如果频繁肿痛和出血，或准备做妈妈，应考虑手术。由于女性痔疮的特点，手术时如果只是单纯切除痔，不解决其发病的原因，会很快复发，甚至造成继发性肛裂。有些患者手术后非常后悔，因为做之前基本没有痛苦，但术后倒疼痛起来了，就是这个道理。术中要根据肛管的松紧度适当断开部分括约肌进行松解，但要掌握好度，否则造成肛门闭合功能下降，术后出现潮湿瘙痒。

39 孕妇患了痔疮怎么办

考虑到对胎儿的影响，孕妇痔疮发作的处理方法与一般有所不同。

（1）温水坐浴，减少运动，多平卧　这可能是治疗孕妇痔疮的最好"药方"，虽然没用任何药。每天坐浴2～3次，如果月份过大，下蹲困难，可以侧卧热敷。

（2）预防便秘。

（3）选择安全药物　迈之灵是植物提取物，相对安全，可以改善微循环，消肿止痛。金黄膏外涂消肿效果非常好，都是中药成分，外用对胎儿影响小，可以在肿痛的时候用。出血时可以用复方角菜酸酯栓，相对安全。

（4）中药坐浴　参考处方为五倍子15g，生侧柏15g，苦参30g，芒硝10g，半枝莲10g，防风15g，黄柏30g，赤芍15g，生甘草10g。水煎坐浴，每次5～10分钟，每日2次。

（5）手术　在万不得已的情况下可以考虑手术治疗。术前首先要充分做好患者的思想工作，尽量放松，消除紧张情绪。手术的体位要采取左侧卧位，这样可以提高胎盘血流量，降低子宫活性，使子宫肌松弛，从而减少自发性宫缩。麻醉以局麻为主，麻药选普鲁卡因或利多卡因，用量应严格控制在400mg以下。手术和术后换药要轻柔，切忌粗暴和肛门镜反复查肛，因为查肛的刺激可激发前列腺素及缩宫素的分泌，而且妊娠进入晚期，子宫敏感度、收缩性均会逐渐增高。术后可静脉滴注平衡液500～1000mL，以扩张子宫胎盘血流灌注量，减少子宫活动。

40 产妇痔疮发作怎么办

无论是顺产还是剖宫产，如果产妇生产完遇到痔疮急性发作，会遭受很大的痛苦，甚至不得不再进手术室。

分娩后，子宫迅速缩小，腹内压骤减，血流淤滞于内脏，回心血量随之骤减。胎盘排出后，子宫胎盘循环停止，排空的子宫收缩，大量血液从子宫血窦涌入体循环，使循环血量又有增加。循环血量的增加，使肛门直肠局部静脉血回流阻力增大，导致痔疮加重和血栓水肿形成。

产妇的痔疮相对孕妇来讲要好处理，对比较严重、用药效果不好的，可以即刻手术治疗，术后都能很快恢复，影响哺乳一般只有两天时间。

41 儿童患了痔疮怎么办

儿童痔疮的发病率约为5%，以静脉曲张性外痔为主。常常在排便时看到肛门周围鼓出一个或多个"血泡"样肿物，便后又会变小或消失。主要原因是儿童不喜欢吃蔬菜，摄入的膳食纤维过少，不喝水，导致大便过粗、过硬，排便时过度挤压肛门所致。少数因为儿童肛门括约肌处于发育阶段，松弛乏力，肛管压低，造成局部静脉曲张。

小儿痔疮一般不需要特殊处理，调整饮食习惯，预防便秘即可。对于比较严重，便后仍见肛周突起的，可以考虑手术治疗。手术时用刀片或剪刀刺破曲张的血管即可，尽量少损伤肛管和肛缘皮肤，不要伤及肛门括约肌。禁止使用电刀等损伤大的切割设备。

42 痔疮有哪些治疗方法

如果痔疮没有症状，或症状轻微、偶尔发作，不需要治疗，只需要调整饮食，通畅大便，注意局部清洁卫生。60%以上的痔疮患者属于这种情况。

疼痛、出血不严重者可以选择药物治疗，如痔疮膏、栓，或局部坐浴药、口服药等，视具体情况对症施治。

相对重的痔疮就需要用以下方法。

内痔：注射疗法，痔动脉结扎术，套扎术，结扎术。

外痔：切除术，剥离术。

混合痔：外剥内扎术，PPH术，TST术。

其中注射疗法、痔动脉结扎术、PPH、TST被称为微创术式。切除术、剥离术、套扎术、结扎术和外剥内扎术称为传统方法。

43 脱肛一定要手术吗

需要！脱肛可能是直肠脱垂，也可能是内痔和混合痔脱出，或直肠息肉脱出。直肠脱垂和直肠息肉脱出需要手术不用解释，痔疮脱出为什么需要手术呢？痔疮一旦出现下移，可能会带来以下后果。

（1）**加重出血**　这种出血不仅是排便时，行走时、小便时都可能会出血。

（2）**形成嵌顿**　脱出不能还纳，形成血栓。

（3）**剧烈疼痛**　脱出物没有及时还纳肛内，形成水肿和血栓时就会出现剧烈疼痛，不过随着水肿被慢慢吸收，疼痛也会不治而减轻。

（4）**影响生活**　大便时脱出、小便时脱出、走路时脱出，给日常生活造成极大不便。

（5）**加快生长**　下垂的痔核会牵拉周围正常组织快速形成痔疮。

拖延不治最终还是需要手术，不如尽早来个了断。

44 治疗内痔最好的手术方法是结扎法吗

当内痔出现便后脱垂或难以康复的出血症状时就应该来硬的了，手术！也许您了解过不少的手术方法，目前临床最好的内痔手术方法只有结扎法。

结扎法是目前内痔治疗的主力方法，没有一个肛肠科医生能脱离该方法，可以说它是内痔治疗最经典、简便、安全、可靠、不可替代的方法。

由于内痔生长在直肠腔内，痔疮内血管丰富，直接切除不易止血。所以前人就想了个法子，用线从根部系上扎牢，阻断痔内的血液供应，一周左右就会自动坏死脱落而起到治疗作用。

结扎疗法有悠久的历史，我国春秋战国《五十二病方》就有"絜以小绳，剖以刀"，这也是结扎法最早的记载。公元982～992年，宋《太平圣惠方》有"又用蜘蛛丝，缠系痔鼠乳头，不觉自落"的结扎疗法。在国外，古希腊的希波克拉底曾介绍过该方法，现在临床使用的方法基本是来自Blaisdell在1958年报告的丝线结扎法。

根据内痔的大小与形态有以下不同的结扎术式。

（1）单纯结扎法 用一把止血钳夹住要结扎的内痔并轻轻提起，另一把止血钳从其基底部将痔核整体夹住，用丝线在止血钳的下边结扎，同时松钳，剪除部分残端。如果有多个内痔，同法处理，但两个结扎点之间要保留一定正常黏膜，防止术后直肠狭窄。

（2）"8"字缝扎法 钳夹痔核方法同上，用带线的大圆针，从止血钳下边中部穿过，并从上端绕回原路再穿，收紧线头，在下端结扎。对单个过大痔核应采取本方法，可以避免单纯结扎不能完全阻断血流，脱落时出血的不良反应。

（3）双环结扎法 针对较大或多痔核融合情况，笔者在"8"字缝扎基础上创新采取"双环结扎"法，将痔核一分为二，化整为零结扎，无论是纵向较大的痔核，或是横向两个痔核相连，都可以有效避免术后出血和局部狭窄。操作时用大圆针双股线从痔核基底中间穿过，分别从两侧收紧线头结扎。根据痔核形状，可以纵向双环，也可以横向双环。

注意事项

❶ 结扎线不易过细，最好用10号线，避免切割黏膜出血或结扎不牢。

❷ 结扎点如果超过3处以上，应错位结扎，避免直肠狭窄。

❸ 结扎点尽量在齿线上，避免刺激排便感受器，导致术后肛门坠胀疼痛和便意频繁。

---

45 COOK痔疮枪是什么手术方法

内痔套扎疗法使用的套扎器又称COOK枪、RPH，操作时需要扣动扳手来击发套扎圈，所以又称为打枪治痔疗法。

1954年Barron发明了世界上最早的套扎器，套扎疗法是结扎法的简化版，二者作用原理相同，通过线或胶圈勒在痔核根部，致其缺血坏死脱落。与结扎法相比，套扎法操作更简便，一个人就可以。适用范围更广，较小的痔核也可以套；部位更高，痔上松弛黏膜也可以。但缺点是胶圈的弹力收缩作用不如丝线结扎更牢固，血管不容易完全阻断，易导致术后脱落出血。近年来随着弹力线套扎器的使用，术后安全性获得极大提高。

使用套扎法注意事项

❶ 齿线处较大的痔核不要套，尽量采取丝线结扎。嵌顿痔不要套，应采取剥离结扎。

❷ 套扎点不要超过5处，尽量错开位置，避免术后直肠狭窄。

❸ 可以在套扎残端注射少量硬化剂，可减少术后出血。

❹ 术后应预防便秘，防止过度用力，导致胶圈提前脱落。

❺ 两周内尽量不要乘飞机出行。

---

46 治疗外痔最好的手术方法是什么

外痔有4种类型，分别是结缔组织外痔、静脉曲张型外痔、炎性外痔和血栓外痔，无论是哪种外痔，最好的手术方法只有一个——切除。差别在于切除所使用的工具和切除的手法。工具有剪刀、电刀、超声刀、激光等。需要指出的是激光不是一种方法，它只是切除术使用的工具。相比而言，剪刀损伤较小，其他工具虽然可以及时止血，但其释放的热能会灼伤刀口附近组织，致术后疼痛加重，愈合时间延长。切除手法要注意以下几点。

❶ 切除术是将痔组织和表面皮肤一并切除，我们知道肛门皮肤非常宝贵，能少切除就少切除，所以针对血栓外痔衍生出了剥离术。这种方法针对血栓外痔，只剥离血栓而尽量少损伤表皮。对一些静脉曲张型混合痔也可以采取这种方法。

❷ 切口要呈梭形，与肛缘垂直向外放射状，这样创伤较小，愈合后比较美观。

❸ 切口一般不缝合，可以避免术后感染，减轻术后疼痛。

❹ 对前后侧的外痔，尤其是女性，在切除的同时应切断部分内括约肌松解肛管，避免因外痔切除后肛管张力过大继发产生肛裂。

❺ 多个外痔同时切除时应注意保留肛管和肛缘皮肤，尤其是肛管皮肤。术前要根据痔疮的具体情况合理设计切口、切除范围和皮桥位置。既要做到切除干净，又不会造成肛管皮肤缺损和肛门狭窄。

47 治疗混合痔最好的手术方法是什么

混合痔的手术其实把内痔的结扎术和外痔的切除剥离加在一起就可以了，称为外痔剥离内痔结扎术，简称外剥内扎术。该方法是1937年英国St. Mark医院的Milligan和Morgan等人设计，所以经典的外剥内扎术又被称作M-M式。

由于临床上需要手术的痔疮绝大部分是混合痔，所以M-M术也是痔疮手术使用频度最高和最好的手术方法，一个肛肠科医生如果不会这一方法就绝对不是一个称职的医生。

掌握这一方法并不代表就能做好一台痔疮手术，在具体操作上会根据每个患者痔疮的特点进行不同的操作变化。对于数量少、体积小的痔疮，手术操作相对简单，但对于单体比较大或数量多的痔疮，就存在切除痔核与保留皮肤组织之间的权衡问题，其实是疗效和安全性之间的权衡，这就需要有足够的临床经验。

M-M术又被称为传统术式，在一些伪科普误导下，很多人认为传统方法痛苦大，疗程长，其实这是误区。既然是手术，追求的就是相对彻底的治疗，M-M术就是这样的方法。至于痛苦和疗程的问题不是方法本身造成的，而是术者的经验和病情轻重决定的。

48 治疗嵌顿痔最好的手术方法是什么

嵌顿痔是痔疮的急性发作形式，这类痔疮以形成血栓、疼痛剧烈为特征。嵌顿痔也有轻重之分，对于环状的嵌顿痔建议先采取保守治疗，待水肿减轻再手术有利于保留皮桥，避免对肛门功能造成损伤。除此之外的都可以即刻进行手术治疗。

最好的手术方法依然是M-M术（外剥内扎术），但是在操作的时候尽量多采取剥离血栓、多保留皮肤的方法，内痔结扎时也应该在血栓部位的下方，否则术后容易出血。

嵌顿痔手术较非发作状态手术难度大，对医生能力的要求更高，如果没有充分把握，建议先采取保守的方法治疗。

49 治疗重度痔疮最好的手术方法是什么

对于单体比较大或数量超过3个以上的混合痔我们称为重度痔，这类痔疮的手术临床存在的问题最多，所以被认为是难治性痔疮。难治主要体现在两方面，一是疗效，手术能否真正解决问题，二是不良反应，术后会不会影响肛门功能和其他问题。

重度痔疮究竟该如何治疗，1939年Calman先生给我们制定了这样3条手术原则。

❶ 将肛门、肛管和直肠恢复到最接近正常状态。

❷ 术式简单、伤口小和短时间完成。

❸ 术后疼痛轻、出血量少并不引起狭窄。只要能符合这3条就是合理的好方法。

对于重度痔疮，传统M-M术显然做不到这三点。笔者经过多年的临床实践，在传统术式的基础上进行改进，采取"横分纵扎"手术方式治疗，效果非常满意。

"横分"是一种根据痔核大小、数量、分布特点，选择独特切口位置及剥离方法的新术式，是一种新的针对环状痔的分段方法，一种新的保留皮桥和肛门功能的手术技巧，一种新的术中松解肛门避免术后狭窄的方法，一种消除术后肛门水肿的新方法。使切口数量变少、术后更安全、疼痛更轻、愈合更快。

"纵扎"是纵向双环结扎，使临床效果更可靠，术后更安全。

"横分纵扎法"做到了Calman的要求，数年来在全国广泛推广，已经成为很多临床医生治疗混合痔的首选。

50 什么样的痔疮可以用注射疗法

痔疮注射疗法是将药物直接注入痔内，引起痔组织发生无菌性炎症，蛋白凝固，从而起到萎缩痔核和止血作用。这种方法又称硬化剂疗法，就是我们通常所说的"打针治痔疮"。这种方法在欧美等国家是门诊治疗痔疮的最常用方法。

注射方法是1869年由英国都柏林的Morgan医生发明，当时他用的注射药物是硫酸亚铁溶液，我国从20世纪中叶开始使用这一方法。无论是国外还是国内，注射疗法依然是临床医生高频率使用的方法，国外主要用于门诊治疗，国内住院和门诊都使用，更多的情况是术中作为手术的辅助方法。国内目前使用的注射药物主要是消痔灵、聚桂醇。

　　注射疗法并非适用所有痔疮，内痔和混合痔出血是注射疗法的适应证，尤其是一些合并内科疾病不适合手术的人群，注射疗法是最好的止血方法。对外痔和脱垂严重的内痔混合痔就不要用本方法了。

　　注射疗法具有痛苦小、不影响活动和工作等优点，但使用时应掌握好注射方法和无菌处理，控制好浓度和用量，否则易大出血及直肠狭窄。注射后两周内属于风险期，应该减少剧烈活动，禁食辛辣刺激食物和饮酒，如果便出暗色血液应该尽早到医院处理。

51　冷冻、激光是先进的治疗方法吗

　　冷冻、激光治疗痔疮其实在临床已经消失多年，为什么还要谈这个话题，因为门诊总有患者问起。

　　冷冻疗法治疗痔由Lewis在1969年首先报告使用，利用液态氮的超低温（-196℃），通过冷冻治疗器对准痔核冷冻，优点是操作方便，不用麻醉，疼痛轻，冷冻后局部毛细血管有血栓形成，小血管坏死，血流淤滞，有良好的止血作用。但缺点也不少，复发率高，有水肿、分泌物多、尿潴留等并发症，易造成肛裂、肛门狭窄等。

　　激光是20世纪60年代初出现的新技术，它具备热、光、机械压力及电磁场4种效应，因此可在医学上应用。激光束在聚丝后被活组织吸收，在短暂的时间内可使组织凝结、烧灼而碳化或气化，可达到切割组织和凝固血管之目的。

　　肛肠科常用的是二氧化碳激光器，它功率高，散丝和聚丝两用，散丝用于病灶或穴位照射，聚丝用于手术。最高功率可达300W的高能激光刀，有切割性能，作手术刀使用，操作简便，出血少。但热能的灼伤效应也非常明显，术后局部疼痛重，愈合慢。

　　激光其实只是一种手术工具，谈不上方法，在方便性上不及电刀，所以现在已经很少用来做痔疮手术了。

52 什么是痔疮微创疗法

我想没有人不对"手术"产生恐惧，恐惧什么呢？疼痛、并发症、后遗症。手术是为了纠正我们出了问题的组织和器官，切除侵蚀我们机体的病灶。当我们在进行这项治疗的同时，也会对我们身体造成一定程度的伤害。当今外科的发展趋势除了努力提高疗效，就是同时想方设法降低这种伤害，所以"微创"一词应运而生。

当肺出现了问题，我们需要拿掉几根肋骨，打开胸腔。当胃出现问题，我们需要切开肚皮，打开腹腔。当子宫出现问题，我们需要打开盆腔。当脑部出现问题，我们需要切开脑壳，打开头颅。当然这是过去，现在只需要开几个很小的孔就可以了，也就是今天"微创"的本来面目——腔镜技术的临床应用。

过去我们要伸进去几只大手操作，所以手术通道必须要开得足够大，这样创伤无疑是巨大的。而在腔镜下，一些很细小的专用工具代替了手指，深入病灶周围进行治疗，大大减轻了创伤。

当微创在外科领域全面开花的同时，肛肠领域也不甘落后，如果说大肠癌用微创，这没有问题，过去需要腹会阴联合开口，创伤非常大，现在应用腔镜，创伤大大降低。但痔疮也用微创就不是那么回事了。

网上搜索"痔疮微创手术"我们会看到很多英文缩写名，有HCPT、PPH、TST、STARR、COOK枪等，下面我简单介绍一下。

HCPT，就是我们通常所说的"电刀"，一种切割工具，这与微创有什么关系呢？这种设备不仅不微创，使用不当还会对局部组织造成更大伤害。

PPH，吻合器痔上黏膜环切术，国外谨慎应用，效果存疑。国内应用过程中问题很多，适应范围有限，效果也是存疑，关键是对大部分痔仍需要配合其他方法联合应用，尤其是术后出现比例不低的许多不良反应，使它与"微创"根本不能等同。

TST，是在PPH基础上改进的一种方法。考虑到PPH环形切除直肠黏膜可能造成的直肠狭窄，该方法改为对直肠黏膜选择性切除吻合。但这样对痔疮的治疗意义就很小，对大部分痔疮不再同时使用剥扎术，很难获得满意效果。

所以，两种方法加在一起，这能算微创吗？

STARR，也是一种环切吻合器，但与PPH不同的是，它不仅切黏膜，也切肌肉，相当于把直肠切去一段，现在主要用来治疗出口梗阻便秘。由于术后问题多，现在应用已越来越少。

COOK枪，也叫RPH，是一种依靠设备来套扎痔核的方法，套扎和结扎都是阻断痔根部的血液循环，让痔核缺血坏死脱落，属于传统痔疮结扎范畴。

所以，这些所谓的"微创"方法，跟真正意义的微创相去甚远，或者说已经变了味。

痔疮治疗到底有没有微创？微创的真正含义其实是一种新的医学理念，这种理念是一种人本位思维，一种哲学思维。

直肠癌，过去手术的理念是，切得越干净越好，一切工作都要服从这个大目标。所以手术后很多患者粪便要改道腹部，肛门彻底废弃，很多人性功能丧失。现在呢？则是更精细化剥离切割，保留肛门，保留肛门功能。这种更重视人伦的手术追求就是微创！痔疮手术也是如此，权衡好治病与功能保护就是最好的微创。

所以，痔疮微创治疗说到底就是一种对肛门直肠功能的保护意识，如果我们没有这样的意识，没有对局部生理、解剖的了解，拿着现代化的工具又有什么用呢？一不留神就会弄巧成拙，微创成了重创。

53 关于痔疮手术的几点提示

（1）**没有症状尽量不要手术**　痔疮就是血管扩张和局部的结缔组织增生，如果没有便血、脱垂等症状一般不要手术。手术就有创伤，如果不懂解剖和生理，还会破坏局部的组织，影响闭合功能，或导致肛门直肠狭窄等不良反应。

（2）**手术重在解决内痔**　痔分为外痔、内痔和混合痔。从对人的危害性讲，内痔会出血，有些人出血还很严重，导致贫血。内痔严重还会影响排便。而外痔无非就是结缔组织增生或血栓，发作时会疼痛，或擦便不净，或潮湿瘙痒，除此以外对人体没有太大危害。所以痔疮的手术应重在内痔的治疗（混合痔的内痔部分）。

（3）**结扎法是内痔最安全有效的治疗方法**　内痔的治疗方法有很多，枯痔、注射、套扎、切除缝合、痔动脉结扎、PPH、TST、微波、激光、红外线，等等，但目前最安全有效的方法还是结扎，这也是国内绝大多数专业肛肠医生所采用的方法。具体结扎方式根据痔核大小和个人经验，又衍生出一些特殊的结扎法。

（4）**外痔治疗要保留足够的肛管皮肤**　不管是单纯的外痔还是环状外痔，手术时不要过多损伤肛管皮肤，以免造成术后肛门狭窄。在痔疮和皮肤不可兼顾的情况下，要照顾肛管皮肤。保留皮肤有很多技巧，比如尽量采用剥离，而避免直接切除，尽量采用普通手术刀，而不要采用激光和电刀，减少对肛门局部的损伤。

（5）**高级手术要同时考虑调整肛管压力**　痔疮的发生多因肛管压力失衡造成，压力小易造成静脉曲张痔，压力大易造成结缔组织痔和肛裂，所以在做痔疮手术时应根据具体的痔疮分型进行肛管的紧缩或松解，这样不仅能减轻术后疼痛、避免并发症发生，还能提高远期效果，防止复发。

（6）**没有一种方法叫"微创"**　宣传"微创"其实有点误导，临床上没有一种治疗方法叫"微创"，即使是现在宣传的一些所谓的"微创"方法，其实也并不微创。把痔疮治疗方法分为"传统"与"微创"是错误的。

54 痔疮手术后还会复发吗

得了痔疮很多患者喜欢忍，原因是"听人说"即使做了手术也会再复发，所以干脆不做，忍着！

先不说患者应不应该忍病、忍痛，先说说"复发"这个话题。

其实，患者不愿复发，医生们更不愿意提"复发"，面对患者这样的提问，医生们会说"不是复发，是再生"，也会说"肛门天天在用，哪有用不好坏的，关键是平时要保养好"。这些话都很在理。

两辆车出厂时都一样，但使用寿命可能不一样，爱惜，勤保养，可能开20年没有问题，而另一辆可能开10年就出大问题了。

说到这里，我们不得不承认一个事实，痔疮手术后是存在"复发"现象的。

当然复发的原因要一分为二，也不能全归结到患者身上。如果手术后半年、一年就出现问题，还能说是患者不会保养吗？

痔疮就像人一样，没有两个是一模一样的，所以治疗是个复杂的"系统"工程，先要根据患者的症状、体征综合评估病情，然后采取合适的方法，其中既有共性的东西，又有个性的东西。把治疗说得太简单其实有误导之嫌。

这里说到痔疮复发的手术因素，肯定也是痔疮术后复发的重要因素。

一台手术怎样才是成功的呢？怎样才能尽量避免术后"复发"呢？我认为必须要解决好3个问题，一环、一纵、一压力。一环是指肛门一周，患者一般都是数个痔，有"显"的，也有"隐"的，如一些静脉曲张型外痔。能否一次都处理干净又很好保护肛门和肛管的皮肤，这既需要好方法，更需要经验和技巧。一纵是指每处痔疮不仅要看到外面，还要看到上面，还要看到与之相连的直肠黏膜是否存在松弛，所以对一些脱垂的痔疮，每个点上中下都需要处理。肛管压力与痔疮的发生存在重要关系，压力大和小都会诱发痔疮，所以在切除痔疮的同时必须在术中同时调整肛管压力。

如果手术是成功的，术后爱惜使用，为什么还要忍痛，一劳永逸不是梦。

55　痔疮术后如何换药

无论是住院期间还是出院回家，应按照下面流程进行换药。

（1）**清洁**　便后温水冲洗干净局部粪便和分泌物。

（2）**坐浴**　中药或成药兑入温水2000mL左右，待温坐浴3～5分钟，不要熏蒸。

（3）**消毒**　康复新液或碘伏擦拭伤口，便渣、分泌物和坏死组织应擦净。

（4）**上药** 用棉球蘸干伤口及周围皮肤，涂或喷抗菌、止血、止痛、生肌药物。如果需用涂和喷两种药，应先涂后喷。

（5）**包扎** 垫上清洁纱布，固定。

原则上每次便后都应如此处理，如果一天一次大便或不排便，每天应换药1~2次。如果每天排便次数多，应缩短每次坐浴时间。

56 痔疮术后肛门疼痛怎么办

天下第一痛，排便就像拉玻璃碴，比分娩还痛苦，简直就是"生不如死"。这是江湖上关于痔疮手术后疼痛的各种传说，临床真实情况是什么呢？

先看看疼痛等级是如何划分的：0级为无痛；1~3级为轻度疼痛，患者虽有痛感但可忍受，能正常生活；4~6级为中度疼痛，患者疼痛明显，不能忍受，影响睡眠；7~10级为重度疼痛，疼痛剧烈，不能入睡。

痔疮手术的疼痛是多维度的，我们分成以下8种疼痛分别论述。

（1）**术中痛** 就是手术痛，如果停留在局麻阶段，手术的确可怕，但是今天有了更多的麻醉选择，术中痛已经成为过去。

肛肠手术常用的麻醉方式有局部麻醉、骶管麻醉、腰麻（硬膜外）、全麻。局部麻醉简单、快捷、安全性高，但打麻药会疼，麻醉有死角，术中也有疼痛和坠胀的感觉。骶管麻醉成功率不高，往往还要配合局麻，所以使用得不多。腰麻效果好，但术后下床晚，易尿潴留。全麻速度快、效果好，在国外非常普遍，国内很多人担心安全性，其实大可不必，是非常安全的，现在已经广泛运用于无痛内镜、无痛人流等很多领域。

有人说局麻术后维持时间长，全麻短，其实这是误区，局麻术后只能维持2小时，用长效的也只能维持4小时左右。全麻时也会加入长效麻醉药，术后持续麻醉的时间肯定比局麻久。

所以只要你做全麻，术中疼痛等级为0，当然如果你想体验一下局麻的滋味，也可能不怎么痛，也有可能术中达到中度5级左右疼痛。

所以，有条件一定选择全麻！事实证明，一些选择局麻的"勇士"在术中都后悔了。

（2）创口痛　皮肉之躯，切肤之痛我们应该都体验过，但人体的不同部位，切割后所造成的疼痛程度是不同的。越敏感的地方疼痛越强烈，比如指尖，十指连心。肛门也是敏感之处，切割后疼痛程度虽不及指尖，但会重于身体其他部位。

创口痛主要出现在术后头几天，不触碰时疼痛轻微，是一种可以忍受的疼痛，等级一般在3左右。

应对策略是减少刺激，局部涂利多卡因凝胶或口服一般的止痛药。

（3）排便痛　我不说大家也知道，这是最让人恐惧的痛。但是也别太紧张，疼痛程度会受创口多少、大小，肛门的紧张度，排便时间，粪便的粗细和硬度等因素影响。创口多少和大小主要和病情轻重有关，如果你的病情并不怎么重，这点就不需要担心了。肛门紧张度主要是手术问题，没有足够的经验往往会忽略这一点。

所以，排便痛差别很大，轻的在3级左右，重的短时间可以达到10级。不过这种疼痛并不会持续不停，过一周后情况会发生明显的好转。

应对策略是治疗便秘，软化粪便。缩短排便时间，不追求一次排尽。排便实在困难时可以用1～2支开塞露辅助通便。便前超过半小时提前口服镇痛药物（泰勒宁等）。

（4）换药痛　痔疮肛裂术后换药简单得多，只需要清洁消毒和涂药，所以基本不存在换药难关，而且完全可以在家自我完成。换药疼痛级别在2～7级。

应对策略是自我学习换药技巧，既不马虎，也不粗鲁。换药前尽量冲洗干净，坐浴到位。减少排便次数，预防稀便和腹泻。

（5）修剪肉芽痛　需要修剪的是高出皮肤的肉芽，真正的肉芽修剪是无痛的，但有时候会触碰刀口边缘的皮肤，或修剪一些水肿的皮肤，就会产生疼痛感。前者疼痛级别为1～3级，后者3～6级。

应对策略是克服恐惧心理，积极配合。

（6）并发症痛　并发症是指术后水肿、肛裂和感染等。大部分术后难以忍受的疼痛都是因为发生了上述并发症，显著强于一般的创面疼痛，级别在

5~9级。所以好的手术不仅体现在疗效上，也体现在术后痛苦上。

应对策略是病情较重的一定要找有经验的医生主刀。水肿可以口服迈之灵，外涂金黄膏。口服软便通便药物。必要时再次手术处理。使用止痛泵。

（7）**括约肌痉挛痛** 这也是术后难以忍受痛苦的重要原因。表现为肛门阵发性或持续的痉挛或抽搐样疼痛，级别3~6级。

应对策略是改善手术方法。温水坐浴。吃一周迈之灵。

（8）**瘢痕痛** 到这里，其实已经度过了九九寒冬，马上就柳暗花明了。"一过性针刺样疼痛"是瘢痕疼痛的典型特征。既不严重，也不持久，一闪而过，像是在提醒自己刚做过手术，还要悠着点。一般不用处理。如果疼痛明显，温水坐浴，吃一周迈之灵。

看完这些内容，您可能更加一头雾水，这么多疼痛还不把人疼死，其实不然，痔手术不可能做到完全无痛，但临床有的是针对疼痛的处置方法。只要你的病情不是足够严重，手术方法也比较合理，恰巧你又是个内心强大之人，这点痛算什么，跟挠痒痒没啥区别。

57 痔疮术后出血怎么办

手术后为什么还会出血？很多患者不理解，见到出血非常担心。要知道痔疮手术是不缝合的，排便时伤口会被牵拉和摩擦，少量鲜血完全正常，但有时出血量较大，就需要迅速回到医院处理。

（1）**便后少量滴血** 术后早期常见现象，属于正常反应。预防便秘，减少蹲厕时间。及时清理换药，纱布包扎压迫。

（2）**持续流出鲜血** 出血浸透伤口包扎的敷料，甚至内裤。多出现在术后当天或次日，主要原因是伤口没有压迫紧，或创口有活动性出血点。更换纱布，用力按压。如果压迫后仍然出血，应立即找医生处理。

（3）**持续暗色血块** 持续或断断续续便出血块或血块夹鲜血，便意感强，便血后头晕眼前发黑，甚至摔倒。多出现在术后7~14天，主要原因是痔核脱落，创面有活动性出血点，持续渗血，淤积肠道。这是比较危险的出血，又称大出血，患者应尽快去医院处理。

（4）便后手纸染血　愈合后期常见现象，如果持续或反复不断，多见于创口愈合缓慢、不愈合或局部感染。出血逐渐减少不需要处理。鲜血伴便后肛门疼痛，可以涂湿润烧伤膏并配合扩肛。脓血，口服甲硝唑，一周无改善需要回医院处理。

预防术后出血应清淡饮食，避免久坐及剧烈运动，保持大便通畅，减少蹲厕时间，术后两周禁乘飞机出行。

58 痔疮术后肛周感染怎么办

痔疮术后除了谨防大出血，还要当心感染。二者多发生在术后两周左右。发生感染会有这样一些表现。

❶ 肛门疼痛加重。术后正常情况下疼痛会逐渐缓解，但感染发生后疼痛会逐渐加重。有些会表现出严重的肛门坠胀。

❷ 局部触及硬结。可在肛周皮下触及硬结，并有明显的压痛。

❸ 局部分泌物多。创口会流出臭味分泌物。

❹ 发热。严重的会出现38℃以上的发热症状。辅助检查是查血常规和局部B超。白细胞和中性粒细胞超出正常范围。

痔疮术后发生感染的原因是多方面的，体质差、腹泻、局部清理不及时、换药不到位、创口太多太大等。

一旦确定存在感染应该及时进行抗炎处理，抗生素选择广谱+抗厌氧菌，推荐头孢+甲硝唑。使用3~5天，如果不见好转，应该采取手术处理。大部分合并的感染最终都需要手术治疗。

59 痔疮术后小便困难怎么办

术后突然排尿困难，越使劲越排不出，憋得脑门冒汗，就是不见动静，尿潴留了。很多患者出现这样的状况担心要导尿，就更紧张。术后尿潴留的确是术后一关，怎样才能顺利度过这一关呢？

并不是只要小便困难都叫尿潴留，肛周疾病术后都会影响排尿，大部分调整心态和排尿方式基本都可以顺利排出。尿潴留一般是指：术后超过5个小时完全不能排尿，有强烈的排尿意识，腹部明显充盈，腹胀显著。处理方法如下。

（1）**放松**　精神放松，肛门放松。有些患者术后会不自主收缩肛门或提肛，在排尿时必须要大胆放松肛门。做到这两个放松，一半的尿潴留都可以解决。

（2）**坐姿排尿**　尽量不要躺着或站着排。

（3）**腹部热敷**　暖水袋或水瓶装上热水，用毛巾包裹热敷小腹。

（4）**流水诱导**　排尿的时候打开水龙头，用最慢的流速，静心听水滴。

（5）**温水坐浴**　手术当天尽量不要采用此方法，次日如果排尿困难，可以撤掉敷料，用温水坐浴。

（6）**排大便利小便**　这方法也是术后次日采用。可以用开塞露协助排大便，排便时放松整个盆底。

（7）**服药**　服用治疗前列腺肥大的相关药物。

（8）**导尿**　可以带尿管1周左右。

60 痔疮术后大便困难怎么办

大便困难会增加术后出血风险，加重创口疼痛，导致肛缘水肿，可以说大便困难是痔疮术后需要渡过的一道难关。

由于术后肛门的不自主收缩，各种结扎线缝合线的牵拉，卧床、疼痛与紧张造成的肠蠕动抑制等因素作用，痔疮术后排便困难和便秘加重发生率非常高，解决术后排便问题成为术后康复的重要内容。

对于既往有便秘史者，建议术前清洁灌肠或使用开塞露协助彻底排便一次，同时术前常规服用通便药。术后次日在之前所服的通便药基础上适当增加用量或增加品种。对于无便秘史者，术前正常排便，无需预防性服用药物，术后第一天起每天可以少量口服通便药。通便药物推荐乳果糖、聚乙二醇4000散、滋阴润肠口服液。无论术前有没有便秘史，建议从术前一天开始常规服用益生菌，推荐枯草杆菌肠球菌二联活菌肠溶胶囊和双歧杆菌三联活菌胶囊。

排便前温水或药物坐浴可以松弛肛门有助排便，排便困难不可久蹲或过度用力排便者，应使用开塞露协助排便。每次排便不追求彻底，缩短每次排便时间，增加排便次数。

术后不应因疼痛或坠胀卧床不起，应适当下床活动。多饮水，多摄入香蕉、苹果等通便食物。

61 痔疮术后肛门水肿怎么办

水肿是指术后刀口间保留的正常组织比术前肿大，严重的水肿会加重肛门疼痛，影响创口愈合。

水肿是痔疮术后最常见的反应之一，一切影响局部静脉回流的因素都会造成水肿。痔疮术后局部组织被切除或结扎，留下的皮桥部分回流压力比较大，加上术后肛门括约肌痉挛收缩，局部淤积过多组织液，水肿就形成了。水肿发生的概率和痔疮的轻重以及手术方式有关，病情越重概率越大。

预防的方法是手术对静脉曲张团要充分剥离，并对肛管进行适当松解。术后保持大便通畅，避免久蹲。

大部分水肿都可以自行吸收消失，服用改善微循环的药物有助于消肿，推荐口服迈之灵和地奥司明片，外用浓氯化钠湿敷或如意金黄膏外涂。不建议通过坐浴方法来促进吸收。对久不缓解并合并便血和肛门疼痛的水肿应手术处理。

62 痔疮术后肛门坠胀怎么办

坠胀是一种比疼痛还要痛苦的不适症状，坠胀没有特效药。痔疮术后有两种情况的坠胀，短期和长期。

短期的坠胀主要出现在术后两周之内，是内痔结扎牵拉以及肛门附近创口受肠腔分泌物刺激及便秘所致。可以口服抗生素3~5天，局部清洗干净，及时换药。如果持续坠胀并逐渐加重，应考虑局部感染，需要做指诊检查确诊。

创口愈合仍然持续坠胀就是长期的，主要是手术瘢痕刺激排便反射器造成，吻合器手术多见。这一般比较难处理，可以口服活血化瘀的药物，如迈之灵等。

尽量少用黏膜切除吻合器，采取注射疗法的控制注射深度，结扎方法的结扎点不宜过多。

63 痔疮术后伤口不愈合怎么办

痔疮术后多久愈合算正常？肛门手术是个非常特殊的部位，不像身体其他部位缝合后基本在两周内可以愈合。肛门手术绝大部分是开放伤口，且每天还有粪便通过，污染、摩擦、牵拉造成愈合时间延长。据统计，大部分痔疮手术患者愈合时间在30天之内，少数患者会超过1个月。

什么情况属于愈合缓慢？虽然超过1个月，但病情在逐渐好转，创口在逐渐缩小，出血和疼痛十分轻微，尤其是排便疼痛比较轻微或无疼痛，这就属于愈合缓慢。无需特殊处理，保持肛门局部清洁干燥就可以，千万不能总去坐浴或坐浴时间过久，这样反而影响愈合。推荐药物湿润烧伤膏、京万红和九华膏。

什么情况属于不愈合？超过1个月不愈合，且没有进展迹象，便后疼痛明显，大便细，局部肉芽增生或肛缘水肿，就属于不愈合。这种情况多是术中没有对肛管进行适当松解，术后肛管高压造成循环障碍，影响愈合。可以采取扩肛和手术松解来处理。扩肛可以用喇叭口肛门镜，也可以使用扩肛棒。每天1~2次，每次5分钟，持续两周。松解是将不愈合的刀口再切开并向外延长。如果伤口久不愈合，疼痛不明显，应该考虑是否有肠道炎性疾病，尤其是克罗恩病，需做结肠镜检查确诊。

64 痔疮术后肛门直肠狭窄怎么办

痔疮术后突然大便困难，大便变细，且即使服用通便药也得不到改善，越使劲越困难。出现这种情况应该考虑是否出现了肛门或直肠狭窄。

痔疮术后短时间内一些患者会出现排便困难，但这种困难的特点是服药可以缓解，且不是每次排便都细。

肛门直肠狭窄多出现在术后伤口愈合之后，3周左右，这个时候感觉排便越来越困难，越来越细。当然确诊还需要指检，如果不能通过一根食指，说明属于重度狭窄。

发生在肛门口的叫肛门狭窄，多是切除外痔过多或通过涂药疗法过度腐蚀肛缘组织造成。发生在直肠腔的叫直肠狭窄，手指进入肛门内约4cm之上才能触及瘢痕环，多是注射疗法和PPH、TST手术造成。

肛门直肠狭窄是否需要手术治疗主要视排便困难程度，如果成形便或干便都困难就应该手术。肛门狭窄手术相对简单，术后效果也比较好，直肠狭窄手术难度相对大，术后可以缓解排便困难，但完全恢复至正常状态则比较难。

痔疮术后肛门直肠狭窄一旦形成，扩肛效果不好，尤其是直肠狭窄。如果是预防，可以在术后两周左右即开始扩，坚持两周左右。

65 痔疮术后会肛门失禁吗

　　痔疮手术很少会伤及肛门括约肌，所以很少导致肛门失禁，但有些患者主诉术后便急难控，肛门收缩无力，或不自觉粪便溢出肛外，这是怎么回事？

　　一台成功的痔疮手术，术后肛门的功能会提升，比如排便会比术前通畅。一些患者术后短时间出现控便无力，主要是镇痛麻药的作用。为了减轻术后的肛门疼痛，临床经常使用一种叫"亚甲蓝"的药物，这种药物对神经末梢有两周左右的麻醉作用，这个时候感觉肛门发木，肛门括约肌功能也会暂时下降。一些医生为了追求更好的镇痛效果，会提高亚甲蓝的使用浓度，对肛门括约肌的影响时效也会延长。不用担心，亚甲蓝的作用是可逆的，1个月之后一般都会恢复正常。

　　肛门不自主溢便主要是手术时没有保留肛管皮肤，造成肛管感觉失灵，粪便向下通过时无法感知，所以括约肌也不知道去收缩控制，这种情况叫感觉性肛门失禁。临床没有太好的处理方法，一般可以通过调整大便，控制稀便，减少失禁次数。

　　一些患者术后会出现肛门潮湿或肛门瘙痒的症状，可以认为是液体失禁，但这种情况是可恢复的，可以局部用花椒盐水坐浴，口服参苓白术散、二妙丸及肠道益生菌制剂。

肛瘘

Anal Fistula

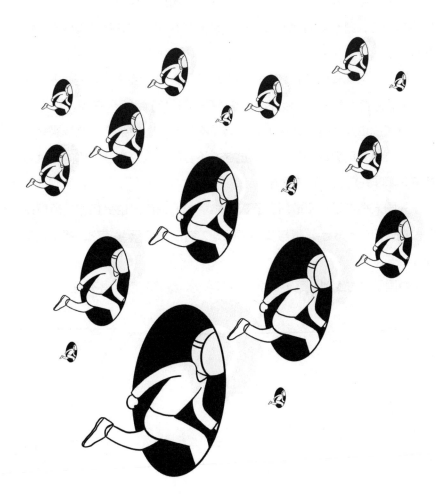

肛瘘自述

人们形象地把我称为一只偷粪老鼠，老鼠爱打洞，是的，我就喜欢在肛周打洞，让肠子里的粪便不从肛门走，从我打的洞里走，我是不是本事很大？

其实并不是我有多大本事，而是我认真研究了人们肛门和直肠这个地方的缺陷，把肠道的细菌从那些"**漏洞**"里引过来，让这些细菌在帮我打洞。

有些人忽视我的存在，我就不停地打洞，最后会让他千疮百孔，不堪入目，后悔晚矣。所以我还有一个外号——"**肛门第一杀手**"。

其实我也并没有那么可怕，我是见不得光的，如果你让我暴露在光天化日之下我就会武功尽废，不过这并不容易，因为有肛门肌肉为我打掩护，除非先把这些肌肉断开。

外国人很怕我，不敢对我真刀真枪，他们怕自己也受伤害，所以采取安抚政策让我收手，想与我和平相处，名曰"**带瘘生存**"，就是带着我过日子。

中国医生对我则是毫不畏惧，真刀真枪，这样我就不得不消失了。

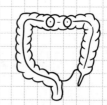

为什么说肛瘘是"肛门第一杀手"

"十人九痔",痔疮发病率虽高,但要说对肛门直肠的危害却比不过肛瘘,肛瘘才是肛肠的第一杀手,理由如下。

❶ 肛瘘发病率仅次于痔疮,约占肛肠病的1/4。

❷ 发病年龄跨度大,从刚刚出生的婴儿到耄耋老人均可患病,尤其是婴幼儿有相当高的发病率,严重影响着儿童的肛门健康。

❸ 一旦患病就不能自愈,反复发作,越来越重,最后必须要靠手术解决问题。

❹ 瘘管穿越肛门重要肌肉,反复感染影响肛门功能,甚至造成肛门狭窄。

❺ 瘘管蔓延,变化多端,手术难度大,方法不当,极易造成肛门变形、功能受损,甚至失禁,

❻ 复杂和高位瘘手术复发率高。

❼ 少数病例最后癌变。

❽ 一些继发肛瘘还伴有严重内科疾病,如白血病、克罗恩病、结核等,需先治疗原发病。

避免或减轻其对肛门的伤害,一是尽早手术,二是选择合理方法,减少手术次数就是对肛门最好的保护。

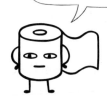

2 小儿肛瘘与成人肛瘘有什么不同

（1）**患病多男婴**　5岁以下男婴占95%以上。5~18岁，男童占75%。而18岁以上成人，男女比例大约5：3。具体原因目前还不是很清楚。

（2）**发病多低龄**　50%是满月前患病，半岁前患病占80%。月子里发病时间是出生后5~15天。5天正好是肠道菌出现的时间点，脆弱的肛窦还没有反应，细菌就涌来导致发病。

（3）**瘘管多复杂**　单瘘管患儿只占30%左右，大部分是两个以上瘘管的复杂瘘，最多的患儿达6根瘘管。大部分是随着病情发展逐渐增多的，也有大约1/5患儿起步就是2根瘘管。而成人则以单瘘管为主。所以一旦发现小儿肛瘘，不是越早手术越好，但尽早在医生指导下进行治疗是必要的。

（4）**位置多低位**　5岁以下全部是低位肛瘘，10岁以下低位肛瘘占95%。虽然说小儿患上这个病是不幸的，但是低位瘘的手术风险要远低于高位瘘。

（5）**分布多两侧**　90%以上的瘘管分布在肛门两侧，很多呈对称分布，瘘管呈与肛门反射状直线分布，也就是说内口就是与外口对应的位置，很少会偏离。两侧是坐骨直肠窝位置，也是容易形成复杂肛瘘的位置。而成人这个位置的肛瘘内口多在后侧，是一个拐弯的瘘，而且成人瘘后侧位相对多，其他部位分布比例差别不大。这些规律给手术方式提供依据。

（6）**自愈比例高**　不是所有小儿肛瘘最终都需要手术治疗，大约20%的小儿肛瘘可以自愈，而成人自愈不及10%。不过判断是否真正自愈难度比较大。

（7）**手术愈合快**　小儿不管有几根瘘管，愈合时间差别不大，一般在2~3周就可以愈合，这是成人肛瘘所达不到的。

（8）**术后少复发**　小儿肛瘘手术的好处在于术后很少会复发，手术也会阻止瘘管增多风险。

"知识卡"

小儿为什么会患肛瘘

母体内胎儿的肠道是无菌的，出生后肠道依然是无菌的，这个时候不会患病。但随着进食，5天左右后肠道细菌越来越多，大约出生10天后肛瘘就开始出现了。婴儿为什么会患瘘大概有这样两方面的主要原因。

（1）**新生儿体内性激素水平一过性增高**　这种激素（雄性激素）主要是从母体内带来的。过高的激素可以使肛门周围的腺体发达，分泌旺盛。而肛腺在分泌过程中一旦因某种原因受阻，就会引发局部感染。

（2）**小儿肛门直肠局部的免疫结构尚未发育成熟**　主要是肛直交界处的齿线上肛窦。当腹泻、不注意局部清洁卫生，或患上一些引起抵抗力下降的疾病，就会打破这里的免疫屏障，引发肛周局部感染。

从根源上看，还是妈妈的问题。如果妈妈有多囊卵巢综合征、糖尿病、肥胖、甲状腺疾病、长期压力和精神紧张都可以造成宝宝雄性激素高。

3 肛瘘、肛漏、肛周脓肿是什么关系

> 这几个是一个病的不同阶段、不同叫法。

肛周脓肿是发病初的名称，外面没破，里边没通，就是"小蝌蚪"阶段。

肛瘘是这只"小蝌蚪"变成了"青蛙"，脓肿破溃后形成的局部慢性感染灶。脓肿和肛瘘并不存在显著的孰轻孰重，后期的肛瘘并不是就严重，只不过是疾病的特点进一步彰显。西方医学称肛瘘为Anal Fistula，Fistula来源于拉丁文，意为芦管、水管，以形态来命名。

肛漏是中医学的叫法，我国是认识"瘘"最早的国家。早在《山海经》

就有"食者不痛，可以为瘘"。之后《庄子》《淮南子》《周易》《黄帝内经》中均有"瘘"的记载。《神农本草经》首将本病命名为痔漏。

4 肛瘘都是来自肛周脓肿吗

绝大部分肛瘘来自肛周脓肿，但以下因素也可以引起肛瘘。

（1）**直肠肛门损伤**　外伤、吞咽骨头、金属、肛门体温计、肛门镜检查等损伤肛管直肠，细菌侵入伤口即可引起。

（2）**肛裂反复感染可并发皮下瘘。**

（3）**会阴部手术**　内痔注射误入肌层或手术后感染、产后会阴缝合后感染、前列腺、尿道手术后感染等，均可波及肛门直肠引起脓肿及瘘。

（4）**结核**　既往报道结核病并发结核性肛瘘者甚多，高达26.9%，近年来明显下降，为4%～10%。主要为吞咽结核菌引起，少数也可由血行感染引起。

（5）**溃疡性大肠炎**　英美报告并发肛瘘者为8.4%～13.5%，日本约为15.4%。

（6）**克罗恩病**　伴发肛瘘者高达14%～76%。

（7）**直肠肛管癌波及深部并发肛瘘。**

（8）**血行感染**　糖尿病、白血病、再生障碍性贫血等病，因机体抵抗力降低，常由血行感染引起肛瘘。

（9）**其他**　淋巴肉芽肿、放射菌病、尾骶骨髓炎、直肠、乙状结肠憩室炎等也可引起肛门直肠脓肿及瘘。

5 成人肛瘘为何不能自愈

- 肛门括约肌造成引流不畅，形成肛管高压。
- 内口串联起肠道和瘘管，肠道菌可以持续不断进入瘘管引起持续感染。
- 肛腺先感染后蔓延。
- 瘘管壁形成，给管内的感染铸就了一道屏障，不坏也不好。
- 粪便会造成持续污染。

正是以上这些因素的作用，使得这种感染，不仅"根深"而且还"蒂固"。所以患了肛瘘可能会有缓解期，这个时候你可能什么也感觉不到，以为是痊愈了，其实并没有，随时可能爆发。

6 如何判断小儿肛瘘已经自愈

约20%的小儿肛瘘可以自愈而不需要手术，自愈的标准是什么呢？一般来讲，处于静息期时间越久自愈可能性越大。

有些小儿肛瘘发作几次后就不再有症状，局部硬结逐渐变小甚至消失，表明病情进入静息期。这一状态如果能持续保持3年以上，我们即认为自愈。中间如果发作，时间只能从发作后重新计算。

对频繁处于脓肿期和活动期的肛瘘，静息期不能保持3个月的患儿自愈可能性就非常小，这种情况不能拖延等待自愈的来临。

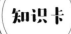

小儿肛瘘临床分期

小儿肛瘘没有统一分期，为了便于精准治疗，根据长期临床观察，将本病的不同病情状态归纳为三个期。

（1）**脓肿期**　发病初期和中间发作时状态，局部凸起，红肿明显，没有破溃，疼痛，甚至发热。

（2）**活动期**　脓肿破溃后的肛瘘状态。红肿不明显，但反复破溃出脓，局部可以触及条索通肛门内部。

（3）**静息期**　外口封闭，局部条索细或无，无触痛。

7　肛管高压为什么会造成肛瘘

> 括约肌产生的肛管高压也许是肛瘘持续感染的根本原因。

肛门这段管状组织的上2/3对应的是肛管直肠环，这是个肌肉环，肛门周围几乎所有的肌肉都参与其中，尤其是内括约肌，日常就处于收缩状态。所以这段是肛门最窄的地方，也是肛门压力最大的地方。肛门功能好坏就看此处压力大小，压力小了，肛门闭合功能差就会失禁。压力大了排便不畅，会产生肛门一系列疾病。比如肛裂，就是肛管张力大的原因。肛门疾病手术后如果肛管压力大甚至不会愈合。

肛瘘的内口正好位于肛管高压区，从内口引起感染后，由于压力的作用，无法从这个口子内引流，只能让感染从其他薄弱的地方寻找突破口，这就形成外口，肛瘘就产生了。这个外口可能是肛缘外，就会形成定位瘘，也可能是直肠壁，则形成高位瘘。肛缘和直肠壁的压力都低于内口位置的压力，在内外口之间形成压力差，使得感染持续不断。

发现肛管高压的发病原因关键是将其应用于手术中，在这一理论指导下，提高了旷置术的成功率和适应范围，降低了手术创伤。

8 肛瘘真的会癌变吗

这不是危言耸听，虽然概率低，但癌变的病例临床所见不少。

肛瘘癌变的原因目前还不是很清楚，一般认为是此区域淋巴结构遭破坏，抑制细胞间质变或恶性变的免疫监护能力降低所致。癌变的肛瘘有以下特点。

- 病程较长，没有准确的统计时间，但临床病例多超过10年以上病史。
- 多次手术治疗不愈。
- 分泌物多，持续时间长。
- 女性少见，40岁以上男性多见。

什么样的肛瘘怀疑癌变？组织异常坚硬，疼痛加重，伤口不愈合或溃烂出血。这种情况应该高度警惕，尽快行病理学检查。癌变后的肛瘘如果没有转移，及时手术，预后一般较好。

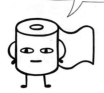

9 肛瘘不治会越来越严重吗

理论上肛瘘应该早治，但不是所有的肛瘘不治就会越来越严重。部分低位的、皮下的、黏膜下的这些肛瘘都比较局限，即使没有及时手术也不会有大发展。但有些肛瘘不能久拖不治，否则就需要付出更高的代价去处理。

（1）**脓肿期红肿范围比较大的肛瘘**　这些肛瘘一般都比较严重，多是跨间隙发病，很容易扩散。

（2）**复杂肛瘘**　出现2根瘘管，就有可能出现第3、第4甚至更多根瘘管。小儿肛瘘就是这样的情况。瘘管越多越难治。

（3）**高位肛瘘**　高位肛瘘长期不治在深部慢性感染，造成与之临近的肛管直肠环瘢痕样改变，肛门弹性整体下降，造成肛门闭合和通便功能下降。

（4）**特殊肛瘘**　结合肛瘘、克罗恩病肛瘘、糖尿病肛瘘、肾病综合征合并肛瘘、小儿肛瘘等，这些都会对肛门和全身产生影响。

肛瘘需要手术，但手术时机选择更重要。

10　肛瘘会造成直肠狭窄吗

2011年笔者去新疆援疆，遇到的第一个病例就是这样的患者。因为肛瘘反复发作造成直肠狭窄，排不出粪便。当地医院要给他做改道手术被我制止。外科传统观念认为在腹部做肠道造口，粪便不从直肠经过就能改善局部肛瘘感染，这是错误的。肠道即使没有粪便，细菌依然存在，况且肛瘘本身就是细菌源，不需要外来菌也会持续感染。所以单纯的粪便改道对肛瘘治疗没有多大作用。这个患者后来没有改道，肛瘘经过手术治疗治愈，直肠狭窄的问题也解决了。

不是所有的肛瘘都会引起狭窄，高位和低位的马蹄形肛瘘才可能有这样的危害。肛瘘是一种感染性疾病，反复感染的后果就是瘢痕越来越重，马蹄肛瘘属于横向半环状走向，瘢痕加重后会降低肛门直肠的弹性，严重者就会引起狭窄。

一些患者担心手术对肛门造成损伤，但对一些肛瘘，即使不手术，炎症和瘘管也会逐渐侵蚀肛门的功能。

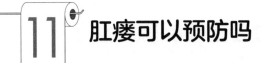

11 肛瘘可以预防吗

肛瘘就像肛周脓肿一样，没有特别明确的病因，所以想预防还是有难度的。但可以从以下几个方面认真对待，减少肛瘘发生或者发展。

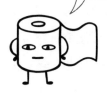

（1）**治愈脓肿**　肛瘘来自脓肿，脓肿阶段尽量行根治术，一次治愈。

（2）**及时止泻**　腹泻是肛瘘的重要原因，无论是原发还是继发都应积极止泻。

（3）**避免身体过度透支**　久坐、熬夜、长期处于紧张压抑的工作氛围中，都会降低免疫力而发病。

（4）**控制酒肉**　酒肉是一切感染性疾病的元凶。

（5）**肛瘘早期手术**　切断发展和蔓延的通道。

（6）**控制三高症**　三高症就是感染体质，需认真用药控制。

（7）**继发肛瘘的原发病重点监控**　克罗恩病、白血病、艾滋病应重点关注肛周变化。

12 出现什么情况时自己可能患肛瘘了

肛瘘的自我诊断不难，90%有典型的前期脓肿病史，即肛周肿痛病史，然后有以下这些症状。

（1）**流脓**　周期性发作，时有时无，脓液较少。

（2）**疼痛**　一般不疼，当脓液积存于管腔内引流不畅时，局部胀痛，当脓液流出后疼痛马上又减轻。

（3）**肿块**　大部分患者可在肛缘触及索条状硬块，按压轻度疼痛。

（4）**瘙痒**　脓液经常刺激瘘口周围皮肤，致肛门皮肤瘙痒或湿疹。

（5）**全身症状**　一般无全身症状，复杂或迁延日久，常有排便困难、狭窄、贫血、身体消瘦、精神萎靡、神经衰弱等症状。继发感染时，有不同程度的体温升高等全身中毒症状。

13 诊断肛瘘需要做哪些检查

知道是肛瘘还远远不够，对肛瘘来讲，完整的诊断内容应包括瘘管位置、内口位置、瘘管多少、主次关系，以及各瘘管与肛门括约肌的关系，只有做到这些才能判断预后、科学制定手术方案。以下这些检查方法可以帮我们获得这些诊断内容。

（1）**一看**　有经验的医生看一眼外口就大概知道内口的位置。先把肛门分成前后两个部分，外口在后半部分，其内口基本都在6点（后正中）齿线处。外口在前半部分有两种情况。外口距离肛缘在5cm之内的，内口在与外口对应的齿线处；外口距离肛缘超过5cm的，内口会绕到后侧6点。这一定律称为所罗门定律，准确率约在80%左右，一般作为其他检查前的初步判断。

（2）**二摸**　这是每位患者来就诊时，医生都要去做的事，指诊。在外口周围摸摸看有没有条索，看它通向哪里。再摸摸肛内，看看是不是可以摸到内口。一般的肛瘘通过摸就能诊断清楚了。但如果瘘管位置较深，或没有完全形成，或属于括约肌间的，摸就失灵了，这时候需要采取下面措施继续检查。

（3）三探　肛肠科医生都有一个重要的工具，探针，以前是铁的，后来是铜的、钢的、银的及合金的。用探针从肛瘘的外口探入，只要瘘管畅通，探针就可以一直探查到内口。手术时，沿探针把瘘管切开，一台手术就结束了。用探针来定位内口需排除两种情况，瘘管中间闭塞不行，瘘管弯曲不行。

（4）四灌　针对弯曲的瘘管，摸不行，探针也不行，这时候我们可以从外口灌进去液体，看看从什么地方流出来，流出的地方就是内口。现在使用的液体有美兰、双氧水。使用这种方法的前提条件是瘘管畅通。

（5）五照　B超、X光、CT、核磁，这些都属于"照"的范畴，尤其是B超，近年来在临床广泛应用，一些有经验的检查医生可以准确描述瘘管的位置、范围、与括约肌的关系和内口的位置。对深部瘘，CT和核磁有重要的参考价值。需要指出的是，这些物理检查都只能提供参考，因为最后都必须手能摸到才能手术。

（6）六切　在以上方法都还不能定位内口的情况下，只能切开瘘管，沿着瘢痕与坏死组织，且切且寻找了。

14 什么是肛瘘内口

"内口"在肛瘘和脓肿的诊断与治疗中是一个非常高频的概念，到底什么是内口？

内口是感染的源头，是肛瘘和脓肿的治疗核心，好比是树根，如果内口找不到，或内口没有打开，就像只把树干锯断，树根仍会长出新枝。临床一些肛瘘多次手术就是因为内口没有找到，没有合理处理。

内口的位置95%位于肛门与直肠的交界线齿线处的肛窦，这其中70%位于后正中位的齿线处，还有约5%位于直肠壁。

内口的定位有时很难，很多内口平时处于闭合状态，只有30%左右的肛瘘内口出现凹陷与硬结，可以触知。内口的定位方法有很多，但没有一种方法是通用的，临床要视具体病情合理选用，有时需要多方法配合。这也是肛瘘难治及易复发的原因之一。

比较而言，肛周脓肿比肛瘘的内口更难定位，这也是很多医院很多医生分次手术治疗肛周脓肿的原因。

15 指检与B超哪个诊断肛瘘更准

可以说这两种检查方法是肛瘘诊断的最高境界，人工和机器哪种更准确呢？还要具体分析。

在3D腔内B超出现前，指检绝对是肛瘘诊断的看家手段，有经验的医生手指就是一台B超，摸一摸，简单、复杂、高位、低位，马上就明了了。因为是人工，所以经验值会造成一些结果上的误差。3D B超出现后在精准度上肯定胜过指检，且对一些微小的瘘也能检出。

所以从准确度上B超要胜过指检，但B超也与操作者水平相关，如果对局部解剖不是很清楚，即使看到也表述不清，对临床的帮助有限。此外即使有B超结果，在实际手术时也还需要指检，指检不到也无法手术。

最好的方法是二者结合，指检为主，B超为辅。

16 造影、CT、核磁、B超哪项是肛瘘最好的检查方法

这是肛瘘检查的4种影像学手段,到底哪种方法更好呢?

(1)造影 向瘘管内注入造影剂,然后拍X光片,可以显示瘘管形状和走向。优点是直观,特别适合高位和弯曲的瘘管。但瘘管中间一旦有部位粘连,粘连点以上的瘘管造影剂无法到达,就无法显示。现在临床很少应用。

(2)CT CT是计算机断层扫描显像(computed tomography)的简称,一般临床上说的CT,就是以X光为放射源所建立的断层图像,也就是X光CT。特点在于它能区别差异极小的X光吸收值,不仅能区分脂肪与其他软组织,也能分辨软组织的密度等级,所以可以作为肛瘘的检查手段。

(3)核磁 核磁共振(MRI)是将人体置于特定磁场中,利用磁场改变质子周围的电子自旋方向,从而产生一些质子成像。与CT相比,核磁适用于高水分组织的检测,如肿瘤、炎症、创伤等,核磁可以更早期发现微小的组织损伤。所以更适合肛瘘的检查。

(4)B超 目前使用的主要是3D腔内B超,普通B超不适合肛瘘的检查。

对比这4种检查方法,核磁优于造影和CT,但从方便性、适用范围、经济性和准确度四方面综合考虑,B超无疑是肛瘘影像学最好的检查手段。

17 高位和低位肛瘘是如何划分的

这是肛瘘首先要搞清楚的问题,因为大家都知道,低位肛瘘好治,高位肛瘘难治。肛瘘之所以一定要分出高位与低位,主要是因为与一个重要组织有关,肛直环,这个环由内外括约肌和肛提肌等组成,是维护肛门功能的最主要组织。高位肛瘘穿越了这个环,手术时如何来处理这个环是个世界难题。而低位肛瘘基本都在这个环的下方,即使是按照最原始的手术方法,一般也不会出大问题。

低位还是高位，临床是如何来划分的呢？

1934年英国S.mark医院的Millgan和Morgan用齿线作为分界线。这种分法简单明了，实用性很强。齿线是肛门与直肠的分界线，可以在肛门镜下清晰可见。齿线处的肛窦是肛瘘的感染内口，以此线为起点，向上就是高位肛瘘，向下就是低位肛瘘。

1975年，国内肛肠界在河北省衡水市召开了我国历史上的第一次全国肛肠会议，在这次会议上确定肛门外括约肌的深部是高低位的分界线。这种分类方法从理论上讲并无明显错误，但实用性差。外括约肌是肛门所有肌肉中隐藏最深的一块肌肉，不要说临床医生，就是解剖学家找起来都有一定难度。

其实，我们仔细分析一下不难明白，最应该用来作为分界线的是骨盆底，盆底的肌肉我们又叫肛提肌，也就是说以肛提肌为界最科学。说肛瘘我们不得不回头看看它的前身，肛周脓肿。高位肛瘘来自高位肛周脓肿。人体有4个地方的脓肿我们称是高位的，即直肠黏膜下、直肠后和直肠两侧的骨盆直肠窝脓肿。这些脓肿都位于直肠内外，骨盆内。所以高位肛瘘其实也就是瘘管位于直肠周围的瘘，当然在肛提肌上了。

知识卡

肛提肌——控便与固定肛管

（1）**控便作用**　顾名思义，肛提肌的肌肉收缩时会有肛门上提效应。肛门为什么需要上提呢？上提的后续效应又是什么？

在腹腔的下面依次是腹膜、盆腔、盆底。盆底是由肌肉来封闭的，这些肌肉就是肛提肌，总共有三块，分别是耻骨直肠肌、耻骨尾骨肌和髂骨尾骨肌。这三块肌肉在封闭盆底的时候留出了3个孔（男性是2个孔），分别让直肠、尿道和阴道通过。直肠孔在最后侧，直肠在穿越这个裂孔后与肛门相接，而肛提肌也顺势下行，进入内外括约肌之间，与直肠壁的一层肌肉汇合，形成联合纵肌。

也就是肛提肌参与了肛管壁的组成，但肛提肌对肛门的作用与内外括约肌有很大不同。

一根水管拉直时通水量最大，一条道路拐弯时车速会降低，说明什么问题？角度会产生障碍。人体在进化过程中认为肛门这个最重要的出口光靠括约肌来控便还不够，在肛门和直肠的连接处又制造了个角度来辅助括约肌联合控便，这个角的制造者就是肛提肌，它的名字叫肛管直肠角。有了肛管直肠角，肛门通向直肠就不是一根直筒，好像在门口放了扇屏风，这样为肛门的闭合又设置了一道保险。

肛提肌中的耻骨直肠肌就像一根"U"形绳索套在直肠和肛门的连接处，肌肉的固定点在小腹下部的耻骨联合，所以这块肌肉收缩是向前拉提，肛管直肠角就变小，控便能力加强，放松肛管直肠角变大，通便能力加强。通常情况下肛直角大约处于一个90°的直角，而排便时可以变大到137°。

（2）**固定肛管**　肛提肌参与肛管壁的组成，但肛提肌在这里叫联合纵肌。不要小看这个联合纵肌，它的作用一点不比括约肌差。它的主体肌纤维位于内外括约肌之间，但它的触觉很广，肌纤维到处延伸，广泛分布，不仅将内外括约肌捆绑在一起，还固定肛缘皮肤、肛管皮肤、直肠下端黏膜下血管。痔疮脱垂就是因为这个肌肉出了问题。

18 简单肛瘘和复杂肛瘘是怎样区分的

数外口或数瘘管，如果就只有一个，我们称为单纯性肛瘘，如果是多个，就叫复杂性肛瘘。但有些瘘管过长，或弯曲，临床上也称为复杂性肛瘘。复杂性肛瘘有时是单内口，有时是多内口，这要分清，因为临床的治疗方法不同。这一分类方法是1975年我国学者在衡水肛肠会议上提出的，目前在临床上被广泛采用。

简单肛瘘只有一个瘘管容易治疗，切一个刀口就解决了。复杂瘘是多个瘘管，在切开的时候就要考虑肛门功能保护问题，所以相对难治。

这种分类法还要与高低位结合，所以就出现4种肛瘘，即：低位简单肛瘘、低位复杂瘘、高位简单瘘和高位复杂瘘。

19 什么是内盲瘘

完整的肛瘘包括外口、瘘管和内口，没有外口的肛瘘就叫内盲瘘，发病率约占肛瘘的15%。

两种情况会出现内盲瘘，一是慢性感染，脓肿期肿痛不是很明显，局部出现硬结，时大时小。二是深部感染，高位肛瘘因为病灶距离肛缘远，很难突破厚厚的组织，形成只有内口的盲瘘。

内盲瘘的诊断是在肛周触及硬结肿块，手术方法需按照完整肛瘘进行。

20 什么是马蹄瘘

马蹄瘘是指外口位于肛门两侧，内口在后侧6点位的肛瘘。单侧的叫半马蹄瘘，双侧叫全马蹄瘘。

马蹄瘘又分低位马蹄瘘和高位马蹄瘘，低位马蹄瘘是坐骨直肠窝脓肿的后续病变，占马蹄瘘的80%。高位马蹄瘘是骨盆直肠窝脓肿以及直肠后深间隙脓肿的后续病变，这种肛瘘也是临床最难治的肛瘘类型。

马蹄瘘手术需格外谨慎，低位马蹄瘘手术不成功容易造成肛门变形、功能下降。高位马蹄瘘手术失败不仅会复发，还会造成肛门失禁。

21 什么叫穿臀瘘

肛瘘基本都发生在肛门直肠周围，前侧有时会跑得很远，到阴囊，两侧一般不会超过坐骨结节，就是坐下来支撑身体的两块骨头。但穿臀瘘不一样，外口超过坐骨结节到两侧臀部很远的地方。

所以穿臀瘘就是穿过臀部的肛瘘，这种肛瘘一般都是高位肛瘘，属于临床非常难治的肛瘘，如何权衡诊疗效果和肛周丰富括约肌保护需要很高的技巧和丰富的临床经验。

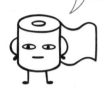

22 最轻的肛瘘是什么瘘

肛周皮下瘘和直肠黏膜下瘘是所有肛瘘中最轻的。

肛周皮下瘘位于肛门缘附近，前后左右都有可能存在，位置比较表浅，范围不大，疼痛不重，无发热症状。其特点是内口和脓腔都位于同一部位，所以全部可以一次切开根治。

黏膜下瘘位于齿线上直肠黏膜下，局部可以触及范围不大的软包，按压可能从齿线处出脓液，疼痛不明显，会有轻度的肛门下坠或便意感，不发热。内口位于与脓腔对应的齿线处。可以直接切开或一次挂线治疗。

23 怎样区分肛瘘与肛周普通疖肿

肛周90%的感染都来源于肠道菌，最终都会形成肛瘘，但也有一小部分就是局部感染，我们通常称为疖肿，这种疾病会形成硬结，也会疼痛、溃破流脓和反复发作，临床应如何来区分这两类疾病？

要点有二，一是肛瘘有"根"，疖肿没有。正对肛周的硬结，用手去按压其内侧看看有无条索状物，如果有说明是肛瘘，如果没有疖肿可能性大。二是疖肿局限，范围小，也比较表浅，但肛瘘变化较大。

除了指检，临床也经常用B超参与鉴别，比指检更准确。对一些判断不准的病例可以采取等待观察的方法，是肛瘘早晚会出现瘘管和内口。

区别这两类疾病的意义在于治疗方法不同，疖肿早期可以用药物治疗，反复发作的可以手术治疗，但只需要切除病灶，不需要处理内口，所以对肛门括约肌没有损伤。

24° 怎样区分肛瘘与化脓性大汗腺炎

肛瘘感染来自肛腺，细菌来自肠道。化脓性汗腺炎来自顶泌汗腺慢性感染，病原菌来自皮肤，主要为金黄色葡萄球菌、化脓性链球菌及其他革兰阴性菌。

顶泌汗腺是一种主要分布在腋窝、乳晕、大阴唇、脐周和肛周的腺体，这种腺体的导管直径较大，是小汗腺管径的10倍，所以又称大汗腺。青年和中年妇女的顶泌汗腺比较发达。顶泌汗腺分泌物本身无臭味，也无细菌，但分泌物被细菌分解后会产生特别的气味，当分泌过盛、气味过浓时，就会发生狐臭。

肛周化脓性汗腺炎发生后会出现数个豌豆大小的硬性结节，很快破溃，形成潜行性溃疡，且有瘘管互相连接，可向肛门壁穿破而形成肛瘘。临床诊断依据硬性结节、潜行性溃疡、交通性瘘管3个典型特征。

腺体分泌过旺，加上出汗较多，皮肤脏污，以及摩擦、搔抓等是主要病因，雄激素过高、内分泌疾病、免疫功能不全、肥胖、吸烟等也容易诱发。

肛周的化脓性汗腺炎应该尽早手术切除，否则一旦蔓延，后期再手术对肛门损伤较重。术后配合抗感染治疗，一般都可以治愈。

25 怎样区分肛瘘与骶前囊肿

直肠后位的肛瘘与骶前囊肿发生部位相同，非常容易混淆。

骶前囊肿其实是几种疾病的统称，根据其不同的来源胚层，可分为表皮样囊肿、皮样囊肿、尾肠囊肿及畸胎瘤。属于罕见疾病，发病率小于万分之一。早期诊断非常困难，以无痛性生长多见，出现肿痛至少生长6～12个月，是因为压迫了周围组织或感染才出现症状。压迫直肠出现排便困难，压迫膀胱会尿失禁、尿潴留。疼痛不剧烈，主要是胀痛。

诊断首先靠指诊，可在直肠后壁触及饱满或肿块，确诊的检查方法有B超、CT、MRI以及超声内镜，选择一种即可。

骶前囊肿有癌变风险，一旦发现应尽快手术，手术必须全部切除，包括囊壁，否则容易复发。

26 怎样区分肛瘘与藏毛窦

骶前囊肿在肛门里边，而藏毛窦在肛门外边，在肛门的后上方与骶前囊肿隔骶骨相望。

藏毛窦是在骶尾部臀间沟的软组织内一种慢性窦道或囊肿，内藏毛发是其特征，也可表现为骶尾部急性脓肿，穿破后形成慢性窦道，或暂时愈合，终又穿破，如此可反复发作。囊肿内伴肉芽组织，纤维增生，常含一簇毛。青春期多见，因毛发脂腺活动增加才出现症状。

之所以要鉴别这两种疾病，因为它们都是肛门附近的感染性疾病，但治疗方法完全不同。肛瘘切开就行，而藏毛窦必须要完整切除，不需要找内口切括约肌。

这两个病鉴别还是比较容易，从发病部位上，藏毛窦位于尾骨后上的骶骨外侧，而肛瘘一般很少到这个位置。藏毛窦没有条索通肛内，但内部有窦道。藏毛窦也会感染但只会在骶骨后上下发展，一般不会发展到肛门附近。

> 肛瘘只要形成就是手术时机，藏毛窦虽然说早期进行手术较好，但非脓肿期是最好的手术时机，因为脓肿期的切口会大很多，而且术后容易感染。

27 怎样区分普通肛瘘与炎性肠病肛瘘

肛门局部是肛瘘的表现，但背后隐藏的可能是一个更顽固的疾病——克罗恩病。克罗恩病是一种原因不明的肠道炎症性疾病，与慢性非特异性溃疡性结肠炎并称为炎症性肠病（IBD），但合并肛瘘的主要是克罗恩病。

克罗恩病在包括肛周的胃肠道任何部位均可发生，主要临床表现有腹痛、腹泻、肠梗阻，伴有发热、营养障碍等肠外表现，病程多迁延，反复发作，不易根治。但临床一些隐性的克罗恩病最早被发现是因为肛瘘，克罗恩病肛瘘有什么特点呢？

（1）**多发** 瘘管很少是单一，多个瘘管没有规律地分布于肛周。

（2）**管壁不完整**　触诊条索征不明显，类似局部慢性感染状态，介于脓肿和肛瘘的中间期。

（3）**持续感染状态**　触压始终有脓液或分泌物流出。

（4）**疼痛不明显。**

（5）**持续反复不愈合**　即使手术创口也不愈合。

如果发现以上这些特征，应进一步追问病史，有无腹泻、消瘦等症状，内镜一般可以诊断，包括结肠镜、小肠镜和胃镜。

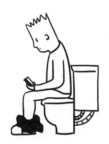

如果确诊是克罗恩病肛瘘应先或同时行原发病治疗，然后视病情考虑手术时机和方法。

28 怎样区分普通肛瘘与直肠阴道瘘

普通肛瘘是肛腺感染并通向肛周或肠周的感染性瘘管，而直肠阴道瘘是直肠阴道隔被穿破形成的直肠和阴道之间的瘘管。

直肠阴道瘘的病因最主要是外伤，也有部分是先天或局部感染造成。妇科手术、肛肠手术是外伤的主因。

轻度的直肠阴道瘘没有任何症状，通道比较明显的可从阴道漏气或漏便，甚至可以闻到粪臭味。

直肠阴道瘘可以通过指诊、造影、腔内B超等手段获得确诊。指检可以在直肠前壁触及硬结和瘘口。从肛门灌入有颜色的亚甲蓝稀释液，观察阴道是否有流出，或直接腔内B超均可以明确诊断。

直肠阴道瘘和肛瘘都需要手术，但手术方法完全不同，肛瘘是切开，容易治愈，直肠阴道瘘是缝合，复发率高达50%左右。

29 肛瘘保守治疗的药物有哪些

肛瘘同痔疮一样，也有间歇期和发作期。间歇期完全没有症状，这时可以不用药。发作期出现流脓、红肿、疼痛等症状，如果不能马上手术，可以采取药物治疗来暂时缓解症状。

（1）**外用** 祛毒汤坐浴，涂金黄膏。

（2）**口服** 发作期使用头孢菌素类加甲硝唑组合抗感染治疗，但一般不要超过14天。

（3）**中药内服** 用萆薢渗湿汤加化毒除湿汤加减，伴发热用仙方活命饮。笔者经验方为黄连10g、黄芩15g、赤芍15g、当归10g、黄芪15g、荆芥穗15g、生地黄15g、槐角15g。水煎内服。

30 小儿肛瘘什么情况下可以用药物治疗

在药物治疗方面，小儿肛瘘与成人肛瘘差别不大，药物只能缓解症状，不能代替手术治疗。脓肿期和活动期可以用药，静息期不需要治疗。

（1）**脓肿期用药** 特指破溃前，破溃后按照活动期处理。抗炎消肿，推荐鱼石脂和金黄膏，单用或联合用。涂于红肿表面，一天两次。鱼石脂是由植物油（豆油、桐油、玉米油等）经硫化、磺化，再与氨水反应后得到的混合物，具有温和的刺激性消炎防腐作用，可消炎、消肿、抑制分泌，用于急性炎症的早期。连续用药不要超过7天，破溃后不要使用。金黄膏或如意金黄膏有抗炎消肿止痛作用，效果优于鱼石脂，但皮肤刺激作用较鱼石脂强，不建议用于破溃后创口。脓肿期不建议药物坐浴。

（2）**活动期用药** 处于肛瘘慢性感染期，即活动期，推荐用药物坐浴和涂药。坐浴药可以用PP粉和中药，PP粉浓度不要超过0.1%，坐浴时间1分钟左右，不应过久。中药用复方黄柏液涂剂或皮肤康洗剂，稀释后应用，时间

1分钟左右。涂药推荐莫匹罗星和金霉素眼药膏，选一种即可，坐浴后少量涂在破溃口上及周围0.5cm范围内。莫匹罗星适用于革兰阳性球菌引起的皮肤感染。这两种药物使用也不要超过1周。

需要指出的是，很多家长过度依赖药物治疗，在药物用量、使用浓度、频次以及持续时间上均超量，结果不仅效果不佳，反而把患儿的小屁股折腾得更加严重。建议家长们不要去网上高价购买那些神乎其神的中药来用，也不要持续给孩子灌肠治疗，先不说效果，这些治疗方法背后存在严重误导行为，造成家长们对药物产生不切实际的幻想，结果是耽误治疗。

31 手术治疗肛瘘选择哪种方法好

要说效果好，肯定是切开术，不管什么肛瘘，只要能做到完全切开，当然是指所有瘘管和内口，就肯定能治好。要说损伤大，也是切开术，因为切开术把瘘管以下、以内的所有组织和肌肉都断开了，没有比这损伤更大的了。那怎么办，这不很矛盾吗，这手术还怎么做？

肛瘘手术完全无创是不可能的，我们只能在减创上做工作。

低位简单肛瘘，涉及的括约肌少，断开对肛门功能没有影响，所以这部分肛瘘全部可以一次直接切开。

低位复杂肛瘘，主灶切开，支管等压引流。虽然是几条瘘管，但真正的创伤相当一个简单肛瘘。

高位简单瘘，低位切开高位挂线，通过挂线来降低对肛直环的损伤。

高位复杂瘘，主管切开挂线，支管等压引流，把创伤降低到一个高位简单瘘。

其实肛瘘的手术远不是这么简单，临床很多时候方法用对了，但术后还是复发了，方法用对只完成1/3，后面还有两个1/3，分别是经验和后期合理换药。

32° 哪些肛瘘适合用切开术

14世纪时John Ardeme指出："分开或敞开瘘管是最确切的方法。"Robink指出："在合理解释了危险性并得到患者接受情况下，敞开的方法是最确切的治疗。"

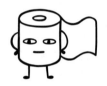

通过手术刀将一个封闭的感染敞开，让那些致病菌暴露在光天化日之下，停止对人体组织的攻击，已经被损伤的组织逐渐修复直至最终愈合，这就是肛瘘切开术，肛瘘的最原始、最基础、最常用也是最好的手术方式。

对于感染性疾病，最好的治疗方法是引流，但对于肛周感染来说，单纯的引流不行，还需要断流，所以最好的方法就是完全敞开瘘管彻底引流，让脓液无所藏，药物和氧气直达病所。肛周感染大部分病原菌属于厌氧菌，只要创面暴露，这些细菌遇到氧气很快就会死亡。

切开术主要适用于低位肛瘘，单纯的和复杂的都可以使用。对一些高位肛瘘，瘢痕严重或多次手术失败的也可以应用。

切开术是治愈率最高的手术方法，贵在精准，如果切口偏离瘘管，术后也会复发。

33 哪些肛瘘适合用切除术

肛瘘切除术又有两种术式，一种是敞开切除术，一种是瘘管剔除术。

敞开切除术比较常用，针对比较细的瘘管，探针无法探入而实施切开术，可以直接把瘘管全部切除。这种方法主要用于低位单纯肛瘘，对多瘘管的复杂肛瘘尽量不要全部采取这种方法。切除术的损伤大于切开术。

瘘管剔除术是用专用设备，把瘘管隧道式剔除，表面不切开，然后缝合内口和管腔，加压包扎。主要适于低位直瘘。这种方法虽然不全部切开，损伤较敞开式切除小，但复发率高。

切除法目前临床只是作为切开法的补充，应用于那些管腔闭合和较细的肛瘘。

34 哪些肛瘘适合用挂线术

挂线术是利用线材切割瘘管或放置于瘘管内起到引流作用，同时线材将炎性进程转变为异物反应，引起括约肌周围的纤维化，起到固定作用，从而减轻手术对肛门功能的影响。

适用于马蹄型肛周脓肿、高位肛周脓肿、复杂性肛瘘、高位肛瘘。

挂线分为切割挂线和松弛挂线，前者逐步收紧，在几周内逐渐切开瘘管，局部形成瘢痕而愈合；后者起到引流和减少复发的作用，可长时间保留或在下一步治疗时去除。

治疗复杂性肛瘘通常采用分期操作：一期松弛挂线控制感染。几周后二期操作，可以直接切割挂线，或采取微创技术，如黏膜瓣前徒术、纤维蛋白胶注射和肛瘘栓填塞。微创技术可以避免切断括约肌，但治愈率不确定。

挂线法的缺点是疼痛重、疼痛持续时间长、挂线处遗留明显凹陷、有异物感、分泌物多及愈合时间长。

35 哪些肛瘘适合用双向等压引流法手术

基于肛管高压是肛瘘感染核心因素的新认识，打破瘘管敞开的传统手术模式，笔者团队提出通过手术平衡内外口压力，建立双向等压引流的瘘管旷置法则，为临床提供难治性肛瘘新的微创手术方案。

双向等压引流法的手术原则是通过手术或介质去平衡肛瘘内外口压力，不用全部切开瘘管，而使瘘管愈合。针对不同肛瘘和脓肿采取不同具体术式。低位复杂肛瘘和马蹄脓肿，主灶切开支管双向等压引流。高位肛瘘和脓肿，低位切开，高位半挂线胶管引流。

并不是所有的肛瘘都需要采用双向等压引流法来治疗，皮下瘘、黏膜下瘘、会阴部位瘘、肛门后瘘、括约肌间瘘等低位单纯肛瘘直接切开就可以，不用考虑肛门功能问题。需要用这个方法是难治性肛瘘和脓肿。包括坐骨直肠窝脓肿、马蹄半马蹄脓肿、高位脓肿、复杂肛瘘、高位肛瘘、高位马蹄肛瘘、穿臀瘘。

36 治疗肛瘘能不能做微创手术

肛瘘之所以是国际医学难题，是因为手术损伤的问题一直没有解决，近年来临床出现保肛术式，但普遍的情况是疗效远达不到传统方法，这里介绍几个方法，我们况且称之为"肛瘘的微创术式"。

（1）Coring-out法　该法根据肛瘘形成的肛腺感染学说，从感染肛隐窝上方0.5cm到肛门上皮，对隐窝作一个卵圆形的切口，并且彻底清除内括约肌下的脓肿，从外口剜除瘘管，开放成口大底小的洞状创面，不切断肛门括约肌。

（2）生物补片内口修补术　利用生物修补片的特性，可以对抗肠内高压，防止细菌和感染物从内口进入瘘管的源头，还可以封闭加固薄弱、作为底物充填、当作支架引导等作用。

（3）生物填塞术　通过用一些特殊材料填塞瘘管来治疗肛瘘，材料包括纤维蛋白胶、用冻干猪小肠黏膜下层脱细胞基质制作的生物修复栓等。瘘管填塞后，通过成纤维细胞的移动、激活及胶原蛋白网状结构的形成，促进瘘管的愈合。

本方法只适用于瘘管完整、畅通，内外口清晰的低位瘘。术后填塞剂流出或出现感染，治疗将失败。费用高，成功率低。

（4）Lift术　即括约肌间瘘管结扎术，可用于低位瘘的治疗。作为对保肛术式的一种探索，由于无肛门失禁风险，文献报道的成功率14%～60%，已经是了不起的进步。文献报道瘘管越长，成功率约低。

（5）VSD负压封闭引流技术　一种处理各种复杂创面和用于深部引流的全新方法，最先用于骨科领域治疗软组织缺损和感染性创面。近年来国内外诸多学者将其应用于各种急慢性复杂创面的治疗取得了良好的效果。肛肠科近年来有些单位开始应用，效果有待进一步验证。

（6）虚挂线术　对于高位肛瘘，无论切开和挂线都会损伤肛直环，所以一些学者尝试采取虚挂线的方法，就是在内口和肛瘘另一端口间放置引流线，不紧线，待瘘管肉芽填充，分泌物减少后再拆线。单纯的虚挂线，起到只是引流作用，根治率很低。

（7）**内口封闭术** 切除内口，再移动肠黏膜将其覆盖，或通过吻合器直接封口，希望通过对内口的封闭来阻止感染输送而起到治疗作用。临床成功率极低。

（8）**隧道式拖线术** 用探针从瘘管外口探入，贯通内外口，把10股医用丝线根据瘘管大小而定，引入主瘘管内，两端需要打结保持丝线松弛状态。换药时把配置好的九一丹掺于医用丝线上拖入瘘管内，根据脓腐脱落的速度蚀管10～14天。等到创面无明显脓性分泌物时，分批撤除丝线，用垫棉压迫直至愈合。

这些微创术式只能说是一种探索，离临床成熟的治疗方法相差很远，所以这里介绍只是作为知识普及，并非建议大家选择这样的方法。

37 "带瘘生存"是手术还是非手术

欧美国家对待大部分肛瘘的做法是采取"带瘘生存"方法，"带瘘生存"并非什么都不做，而是一种挂线方法。2005年美国结直肠外科学会年会确立"带瘘生存"，并认为虚挂法是带瘘生存最好的治疗方法。

肛瘘根治性手术方法无论是切开还是挂线，最终的结果都是要损伤括约肌，西方国家的观点认为这样会造成肛门失禁，所以总想采取一种不损伤括约肌的方法。

"带瘘生存"也是需要手术处理的。外口适当扩创，寻找到内口，用乳胶线自外口穿入，从内口穿出，两头用线扎在一起，相当于在肛瘘上挂根线，但是松的，不对肛瘘组织构成切割作用。挂线的目的是保持引流通畅和防止外口闭合，希望肛瘘保持非感染状态，也不会蔓延和发展。

这种方法的优点是防止了肛瘘加重，不损伤肛门括约肌，但也不能治愈肛瘘，肛门长期处于带瘘状态，很难避免局部泌物流出和刺激肛周皮肤引起不适症状，所以生活质量严重下降。而且我们发现很多病例是低位肛瘘，完全没有必要这样处理。

38 小儿肛瘘的最佳手术时机是什么时候

小儿肛瘘什么时候可以手术呢？有人说5岁后，有人说10岁后，理由是年龄太小括约肌没有发育成熟，伤不得，所以长大点手术好。

但需要注意的是，并不是人在长大，肛瘘却不变。事实上人长大，肛瘘也会长，不光长大还会长粗，粗是因为瘢痕重了，这对肛门功能是有影响的。而且瘘管还会变多。长大了手术还有一个依从性问题，尤其是术后，换药成了最大难题，孩子会表现出越来越强的抗拒性。所以小儿肛瘘并不是等长大了手术才好。

我们建议最好选择半岁～2岁之间手术。半岁前不建议手术，婴儿太小，麻醉存在风险，瘘管太细手术不好操作，连输液扎针都存在难度。如果半岁以下要做手术，必须瘘管条件非常好，即瘘管清晰通畅，数量不超过2个。

除了年龄因素，还应满足以下条件才是小儿肛瘘的最佳手术时机。

（1）**身体条件**　上呼吸道感染、咳嗽、吐痰、发热以及腹泻是手术禁忌证。上呼吸道感染造成麻醉风险加大，是绝对禁忌证。腹泻影响术后康复，应提前治疗。

（2）**瘘管条件**　脓肿期适合做引流，静息期不需要治疗。瘘管处于活动期是最佳手术时机，这时候瘘管清晰，周围炎症不重，内外口明显，可以用最短时间结束手术，创口小，术后不易复发。

脓肿期后一般1个月左右即可成瘘。活动期是指3个月内至少3次以上破溃出脓。

39 治疗小儿肛瘘采用什么手术方法最好

> 治疗小儿肛瘘的最好手术方法是瘘管切开术，从外口到内口一次切开，不必切除瘘管，不必修剪皮缘，不结扎肛窦内口两侧组织。

手术要点是确保一次精准切开，切开后见到红色的瘘管壁即视为准确。创伤的大小完全在于切开的准确性，如果切口偏离瘘管，尤其是偏离内口，极易造成复发和再次手术，这样就会增加损伤。

切口偏离瘘管的原因是瘘管不完整或部分瘘管粘连，对这样的瘘管需要依靠经验和细心，不能单纯依靠探针，可以顺瘢痕进行盲切。

如果瘘管连成片，或相通，侧向可以放置细胶条引流，一周后拆除。

40 肛瘘术后怎样换药

> 肛瘘手术后的换药和痔疮不同，和脓肿也不完全相同。

（1）**冲洗坐浴** 便后用温水冲洗，中药坐浴，坐浴时间每次5~10分钟，每天1~2次。

（2）**清洁** 碘伏3遍，康复新1遍。用棉签或钳夹与伤口大小相当的棉球蘸取药液，从切口的外端一直擦拭到肛门里边上端口。清洁是换药的关键步骤，不能因为痛就马虎对待。

（3）**上药** 术后一周建议用抗生素类药膏，或抗菌材料，之后再使用生肌类药物或材料。如果药膏药液同时用，应先膏后液。不要多，覆盖刀口就可以。

（4）油纱压迫　这是所有环节最重要的步骤，尤其是深的和肛门里边的刀口，一定放置并压实油纱条。大伤口可以多条同时用。送油纱应从外到里一次到位，不要一点一点往里送，这样容易造成油纱条堆积在肛管部位，造成不适并阻碍引流。

（5）引流胶管与挂线处理　止血和结扎痔核的线是单根丝线，7天左右会自行脱落。主瘘管切割线是多根丝线，不能自脱，后续视病情或紧或剪。支管引流线，胶线，14天左右拆除。乳胶管是用于高位瘘的引流和降压供氧，一般术后7～10天拆除。

（6）肉芽与异常愈合处理　浮动的肉芽、高于皮缘或创口的肉芽需及时修剪掉，否则影响愈合。后期创口上出现脓点或破口可能是假愈合或瘢痕感染，应及时扩创清理。

41 高位肛瘘术后什么药冲洗好

一些肛瘘和脓肿手术后会在创口内见到乳胶管，表明脓腔或瘘管比较深，需要每天冲洗。如何冲洗才是正确的？

常用的冲洗液有生理盐水、甲硝唑液、碘伏、高锰酸钾稀释液、双氧水、康复新、庆大霉素稀释液、中药等。不建议用双氧水，不是效果不好，是因为它的刺激性比较强，瘘管冲洗后会流入肠腔，刺激肠黏膜，引起急性肠炎。推荐使用生理盐水、甲硝唑液和康复新。

先用生理盐水冲洗胶管2次，清理瘘管内粪便、脓液和坏死组织。再用甲硝唑冲洗1次，可以杀菌，尤其是瘘管内大量的厌氧菌。最后康复新冲洗1次，可以促进瘘管愈合。冲洗后不要把药液沾干，直接上药包扎。

42 肛瘘术后用什么药坐浴好

很多患者喜欢用PP粉即高锰酸钾外洗，该药低浓度具有抗菌、收敛、止血、除臭等功效。高浓度则有刺激性与腐蚀性。临床主要用于比较表浅的皮肤疾患。坐浴的浓度不要超过0.01%，否则容易灼伤皮肤。另外不能与甘油同时使用，小心发生爆炸，因为它是强硬化剂。

相对西药而言，肛瘘术后中药用来坐浴优势明显，市售有一些通用的坐浴中成药，可以用于所有肛门局部疾病的手术后，但针对性不强，这里推荐一个中药方，可以参考使用。

土茯苓30g，荆芥15g，马齿苋30g，黄柏30g，苦参30g，防风10g，川芎10g，白芷10g，槐花10g，黄连10g，枯矾10g，瓦松10g。水煎外洗。每天1～2次，每次5～10分钟。可以清热解毒，止血止痛，促进愈合。适用于肛瘘和肛周脓肿术后坐浴治疗。

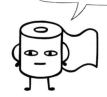

43 肛瘘术后多活动还是少活动

所有肛门疾病手术后最应该早活动、多活动的就是肛瘘手术患者，只要身体状况能适应，推荐的活动方式是行走。术后一周之内在室内活动，比如病房、家庭和楼道。一周之后在有人陪同的情况下开始在室外活动。术后1～2周，每天可以行走1000～5000步，术后2～3周，可以增至5000～10000步。

行走时应观察创口出血情况，尤其应清楚是否在肛瘘手术的同时做了痔疮手术，合并痔疮手术则不能按照这个量来活动，应减至1/5～1/3。

运动时间一般选择在便后和换药之后，室外阳光较好的时候。由于术后身体虚弱，注意保暖和防风，出汗后不能马上减衣，谨防感冒。

44 肛瘘术后愈合慢怎么办

肛瘘术后多久愈合才算慢？很难说一个时间，不同轻重肛瘘的愈合时间差别很大，同时还存在个体差异。相对来说，低位肛瘘愈合时间3～4周，高位复杂肛瘘愈合时间1～3个月。我们从最短时间算起，往后都叫慢，看看有什么办法能加快愈合？

（1）**心态很重要**　如果超过这一时间还没愈合，或者病友们都愈合了，自己还没有好，会产生焦虑和急躁心态，越是这样越不利于愈合。平时在对待伤口愈合过程中的一些问题也不要过度反应，相信医生，不要处处生疑，不要钻牛角尖。其实平和心态、坦然面对就是伤口愈合的一剂良药。

（2）**运动并尽早进入工作状态**　要在运动中养病，不能在病房或床上养病，主动运动比坐等康复反而会更快康复。

（3）**适度换药**　坐浴和换药不是时间越久越好，也不是次数越多越好，总是泡在水里、涂各种药，反而对伤口不利，不易愈合。后期保持局部干燥、透气和自然状态更利于愈合。可以让伤口晒晒太阳。

（4）**修剪腐肉**　去腐生新，伤口如果肉芽突出或外翻，必须及时修剪，然后油纱条压迫。如果分泌物多，应适当延长外口。

（5）**抗菌治疗**　对深部肛瘘，愈合慢可以抗感染治疗，口服1～2周甲硝唑。

（6）**口服蛋白粉**　连续食用1～2周。

（7）**食疗和药疗**　食疗可以增加胶原蛋白类食物。药物可以吃八珍汤。

45 肛瘘术后为何会假愈合

假愈合又称桥愈合，创面就像搭桥一样，表面实，下面空。表现为创口有口或孔，并从中分泌液体或脓液。假愈合的形成有以下原因。

（1）**创面清洁不充分**　尤其是术后2周内创面应细致擦洗，使坏死组织脱落干净。

（2）**换药纱条放置错误**　油纱条应填满创口，一方面要压实，一方面要把刀口两侧皮肤隔开。

（3）**刀口太深，创口过小**　这样的刀口表皮非常容易粘连，过早愈合，所以换药的重点是合理使用油纱条。

（4）**体质因素**　没有原因，就是容易假愈合。

（5）**手术处理不当**　瘘管没有切到头，或有侧枝没有处理，或引流处理不当。

假愈合的处理比较简单，直接把易愈合部分再次切开即可。再正确换药。

46 肛瘘术后复发的原因有哪些

肛瘘容易复发，这是不争的事实，到底是什么原因造成的？复发不仅是治疗失败，由于瘘管的完整性遭破坏和手术留下的瘢痕，将给再次手术增加较大难度，也将对肛门的括约功能造成严重影响。因此，分析失败原因，尽量争取一次手术成功有极其重要意义。

（1）**高位瘘管未处理**　从发生率上这应该是肛瘘复发的首因。由于高位肛瘘涉及肛直环，担心手术切开或挂线后导致便失禁，所以常常只切开齿线下的瘘管，深向直肠腔的瘘管未予处理。

（2）**方法不当**　有些手术方法目前还处于探索阶段，效果不确定，术后复发的可能性较大。

（3）**内口定位错误** 内口是肛瘘的感染源，肠腔的致病菌正是从内口进入肛周才引起肛周脓肿和肛瘘的，一般位于肛门内3~4cm处的直肠和肛管交界处。外口是感染病灶的破溃口，多数在肛缘外，也有少数在肛内。肛瘘手术的成败最重要的因素在于准确定位内口和充分切开内口。

肛瘘外口多是显性的，内口则90%以上是隐性的。临床上寻找内口的最主要方法是从瘘管内探查或指诊触摸。由于很多肛瘘迁延日久，瘘管内反复感染形成粘连而堵塞不通，就无法通过探查和造影的方法来寻找。对于瘘管弯曲、多外口的复杂瘘同样也无法探查。如果没有一定的临床经验，没有掌握肛瘘内口的形成规律，往往在术中只切开了部分瘘管，真正的内口仍存，导致术后复发。

（4）**挂线术盲目人为制造内口** 挂线术是中医传统疗法，也是目前临床治疗肛瘘采用的最主要方法，但我们发现挂线术不仅存在痛苦大、愈合时间长、对肛门括约肌损伤重等缺点，还有相当高的复发率。

无论是早期的瘘管壁全部挂线还是现在的切挂，其方法都是将胶（丝）线从肛瘘外口穿入瘘管，然后从内口拉出，收紧线的两端并结扎在一起。如果瘘管畅通，线从内口准确拉出，瘘管壁被完整打开而获得治愈，但如果瘘管中间粘连或内口闭合，在穿线过程中就很有可能穿出管壁进入瘘管外组织，然后从人为的穿破口出来，这样，部分关键的瘘管和内口就被遗漏而没有打开，从而造成手术失败，术后复发。

（5）**主灶未敞开** 按照瘘管不同部位对治疗的重要性，将瘘管分为主灶和支管，主灶是由内口及与内口相连的肛管段瘘管，也是和肛门内外括约肌相伴而行的瘘管。在治疗上，主灶一定要切开。外口及与其相连的肛缘外瘘管叫支管，在治疗上，支管只要引流通畅而不必全部敞开。由于多种原因，我们在手术时或没有找到主灶或顾忌损伤括约肌影响肛门闭合功能而未能充分敞开主灶，结果创口始终不能愈合，或暂时愈合后又破溃复发。

（6）**遗漏支管** 肛瘘手术时主灶切开重要，支管引流同样重要，如果在术中遗漏支管而没有处理，同样会造成手术失败，这种情况多发生于复杂性肛瘘和病程较长反复发作的肛瘘。复杂性肛瘘支管多，瘘管弯曲，反复发作的肛瘘瘢痕重，这都给寻找支管造成困难，术中极易遗漏而形成残存窦道，术后会反复感染不愈。

（7）**引流不畅**　肛瘘治疗时不管是手术还是挂线，最终目的都是达到引流通畅，这样瘘管才会脱落，创口肉芽才会正常生长，皮肤才能顺利覆盖。瘘管过深，切口过小过短而又没有放置引流物，或行支管旷置术时方法不当，都会造成引流不畅，创口不愈合。

（8）**术后假愈合**　术后换药是肛瘘手术治疗的一个重要组成部分。术后肛管闭合，瘘管切口的两端很容易触碰在一起，如果长时间没有采取措施，瘘管腔并未肉芽填充完全而两端的皮肤会先长到一起，这样的愈合形式不是真正的愈合，还会造成复发，所以又叫假愈合。因此在换药时不仅要用油纱条填塞瘘管腔，还要用油纱条将断端两侧的肛管皮肤隔开。

47 哪些肛瘘手术后易复发

（1）**不典型低位肛瘘**　低位肛瘘并不一定就好治，好治的低位肛瘘是典型肛瘘。如果没有外口、瘘管中间粘连或内口不明显，称为不典型肛瘘，这类肛瘘行切开术时容易刀口走偏，实际上只切开部分瘘管，结果复发。解决办法是直接切除。

（2）**低位复杂性肛瘘**　瘘管越多越容易复发，尤其是单内口多支管的复杂性肛瘘复发率越高。原因是残留或旷置不当。

（3）**高位肛瘘**　这是临床复发率最高的一类肛瘘，包括高位单纯瘘和高位复杂瘘，大部分的问题是手术没有处理到位。

（4）**多次复发的肛瘘**　瘢痕严重，解剖结构破坏，已经无法准确判断主灶和支管了，解决的方法只能是充分切开。

（5）**继发性肛瘘**　没有意识到身体其他疾病继发的肛瘘，单纯手术，真正的原发病没有治疗，所以复发。如克罗恩病肛瘘、结核性肛瘘等。

48 肛瘘手术后复发怎么办

切忌马上再次手术！很多患者一而再再而三的复发，原因就在于操之过急。再次手术就更得讲究时机了。

（1）**分析失败原因** 这是再次手术能否成功的关键。肛瘘手术可不能如"开腹探查"，先打开看看去找原因，每一次手术都是一次破坏，破坏一次下次只能带来更大的破坏。

（2）**明确诊断** 失败的一个主要原因是诊断错误，可以借助影像学检查，明确内口位置和瘘管关系。

（3）**掌握好时机** 这是非常重要的，如果不知道为什么复发了，那就让时间来告诉你，"养瘘"，等它内外口和瘘管清楚了再手术，绝对不能操之过急，不能草率行事。

（4）**手术从简** 对于复发的肛瘘来讲，再次手术的原则是越简单越好，效果越明确越好。比如能切开的就不挂线，因为切开比较简单，而且复发的肛瘘瘢痕已经很重了，这个时候不需要靠挂线来固定断端。能切开的就不旷置，旷置本身就容易复发。

49 肛瘘术后粪便从刀口流出是怎么回事

这其实不是问题，是认识上的误解。

肛瘘在手术前和肛门是两个通道，但手术后痊愈了就合二为一，变成一条道了，只不过肛瘘的这条道变成了肛管内壁上的一道沟，如果是高位瘘这沟就深，如果低位瘘这沟就浅。排便的时候粪便当然会从这里出来。

肛瘘手术无论深浅，所谓的切开或挂线，都是向肛管和直肠内开口，当然刀口在肛门外边我们看到的是外开口，最终肛瘘和肛门合并，肛瘘才算治愈。所以这种属于正常现象。

50 肛瘘术后排便不净是怎么回事

一次排不净，排后还想排，一天排多次。一些患者肛瘘术后出现了这样的情况，担心是肛门出问题了，这到底是怎么回事？

一般这是重度肛瘘术后出现的情况，主要原因在于瘢痕，瘢痕越重症状越明显。术后瘢痕一方面造成肛门弹性功能下降，短时间出现了轻度的梗阻症状。另一方面肛门蠕动功能下降，造成排便不充分。这种情况不需要特别处理，日久瘢痕慢慢软化，症状会改善。如果排便困难可以暂时服用软便通便药物协助排便。

51 肛瘘术后大便控制不住怎么办

肛瘘术后一般不会出现粪失禁，但一段时间气体和液体不全失禁还是会有的，尤其是高位肛瘘术后，这里说的大便控制不住是指应激性排便失禁。

可以把肛门关闭功能分成两个时间段，排便和非排便。非排便时只有内括约肌在工作，排便时外括约肌和内括约肌先后工作。也就是说有便要控制或排便过程中终止排便先靠外括约肌，后靠内括约肌。外括约肌持续时间短，一般只能控制50秒左右，内括约肌可以持续控制。如果内外括约肌健全，肛门控制自如，但如果内括约肌遭到损伤，依靠外括约肌就只能持续很短时间，所以如果是稀便就很难控制，这叫应激性排便失禁。高位肛瘘术后内括约肌会遭到一定程度的损伤，所以会出现应激性失禁。

如果情况不是特别严重，慢慢可以自行康复，肛门本身有很强的代偿能力，肌肉不行可以靠软组织弥补。也可以通过药物治疗腹泻和抑制肠蠕动来改善症状。推荐笔者个人的经验处方：党参30g、黄芪30g、柴胡10g、诃子肉10g、乌梅10g、补骨脂15g、吴茱萸5g、苍术15g、炙甘草10g，水煎内服。

52 肛瘘术后肛门潮湿瘙痒怎么办

> 这属于液失禁，肛瘘术后短期常见副作用。可以通过提肛锻炼和药物治疗来康复。

外用炉甘石洗剂坐浴，肛门内上复方角菜酸酯栓，口服湿毒清胶囊，也可以口服中药治疗。推荐笔者经验方：黄柏30g、苍术30g、荆芥15g、防风10g、蝉蜕15g、党参30g、川椒10g、炒薏米30g、黄连8g，水煎内服。

知识卡

什么是提肛锻炼

提肛锻炼练的是什么肌肉，有什么作用呢？能锻炼的都是受意识支配的肌肉，如人体的骨骼肌。在肛周，骨骼肌主要是肛提肌和外括约肌，由于肛提肌参与了联合纵肌的组成，所以也包括联合纵肌。故提肛锻炼练的是外括约肌、肛提肌和联合纵肌。锻炼这几块肌肉会产生什么效果呢？

外括约肌主要是应急控便和排便，肛提肌主要依靠角度来控便，联合纵肌是固定肛管，所以提肛锻炼的确对肛门的控便功能有一定的作用。但是我们知道，肛门能否正常控便靠的是内括约肌，而内括约肌不在我们锻炼范围内。所以提肛锻炼虽然对控便功能有作用，但有限。

联合纵肌有固定痔疮的作用，同时在提肛的过程中会促进局部的血液循环，所以提肛锻炼也有一定的预防痔疮作用。

考虑到肛提肌也是盆底阴道孔或阴道括约肌的组成，提肛锻炼对阴道的收缩能力会产生一定作用，但对男性的性功能影响不大。

对肛裂、肛周脓肿和便秘患者来说，提肛锻炼要慎用。便秘患者需要在机器辅助下训练盆底的协调性。

53 肛瘘术后肛门坠胀怎么办

　　术后瘢痕压迫排便反射器造成肛门坠胀。

　　口服迈之灵、补中益气汤，温水坐浴，也可以用中药治疗。推荐笔者经验方：白芍30g，川芎10g，当归10g，白芷10g，羌活15g，桃仁10g，丹参30g，细辛3g，鸡血藤15g，水煎内服。

第三章

肛裂

Anal Fissure

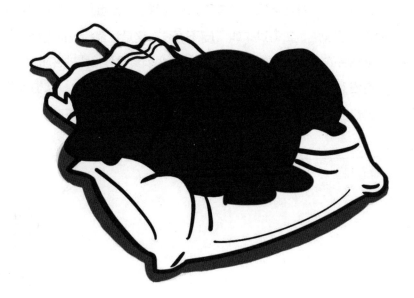

肛裂自述

　　我是肛门三害之一，**痔**是我大哥，**瘘**是我二哥，我是老三肛裂。我就像肛门从内部被人劈了一刀留下的大刀口，只要大便路过我这里，我就会让主人痛不欲生，所以我的主人非常讨厌我，总想让我消失，但我就是不走，偶尔走了很快又会回来。

　　我最喜欢中青年女性，还有小女孩，这些人如果排便时出现肛门剧烈疼痛并持续不缓解，就说明我来了。

　　大哥痔和二哥瘘会经常过来和我一起联手折磨肛门，大哥到我这后就叫"**哨兵痔**"，二哥过来叫"**皮下瘘**"，这是我最疯狂的时候，也是主人最痛苦的时候，药物是赶不走我的，必须真刀真枪我才会屈服。

　　有没有办法远离我呢？有！我就怕肛门干干净净的，就怕大便不干，就怕主任不紧张心态好，这个时候我就没有**藏身之地**了。

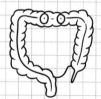

肛裂一般发生在肛门什么位置

肛门其实是一段管状结构，所以又叫肛管。肛管上接直肠，与直肠的连接线叫齿线。肛管的下端叫肛门缘，也就是我们通常所说的肛门。肛管长约4cm，上2/3被内括约肌和外括约肌包裹，这部分是肛管最窄的地方，也是肛门发挥闭合作用防止漏便的地方。肛裂就发生在这个位置。肛管下1/3对应的是外括约肌的皮下部。所以从肛门外面一般是看不到肛裂的。只有用手指撑开肛门或在肛门镜下才能发现肛裂口。

肛裂最常发生在肛门后侧的6点位，女性多前后侧合并，即6点位和12点位。一些严重的肛裂也会发生在其他点位。

肛裂的位置有时候也会移动，当痔疮出现脱垂，或肛裂上端生长的肛乳头瘤过大出现便后脱垂时，肛裂也会被牵拉出现在肛缘位置，这个时候我们从外面就可以直接看到肛裂。

内括约肌和外括约肌

便意的产生说明已经有一定量的粪便到达直肠，刺激直肠壁，申请开门出关，这个时候身体本能的反应是内括约肌准备扩张开门，这一过程是自动行为。但开不开门最终决定权不在内括约肌，而在受意识支配的外括约肌。我们经过判断，条件允许就不去干预，任由内括约肌扩张，开门放行。但如果条件不允许，就指挥外括约肌收缩，给内括约肌压力，让它打消这个念头。

一般情况下，内括约肌会很听话，放弃扩张，回到静息状态。但此时如果直肠的粪便很多，或是腹泻，直肠会不断收缩，催促内括约肌松弛，这个时候内括约肌要扩张，外括约肌通过收缩阻止，通过几个回合的较量，最终败下阵来的一定是外括约肌，因为它是骨骼肌，会疲劳的，而内括约肌不会。如果此时你还没有找到厕所，尴尬的事情就要发生了。

因此，外括约肌控便作用是有限的，是有条件的。对内括约肌缺损者来说，外括约肌只能靠自己的力量，机械性关闭肛门来对抗直肠的收缩。这个时候问题来了，外括约肌是骨骼肌，容易疲劳，一般只能持续收缩约55秒，超过这个时间就会失去作用。由于是机械作用，肌肉力量的大小会影响控制的效果。所以对于一个内括约肌正常的人来说，提肛锻炼对肛门的控便作用帮助不大，但如果是内括约肌缺损，通过锻炼外括约肌，则可以提高控便功能。

排便结束，肛门闭合，内括约肌又会回到静息状态。但内括约肌不会自动关闭，需要一个外力，此时外括约肌就主动收缩，内括约肌产生联动作用也跟随收缩，使肛门关闭。所以说，终止排便首先靠的是外括约肌。

2 肛裂到底长什么样

先看裂口的形状，以与肛管纵轴方向一致的梭形裂口为主，就是上下方向的，没有横向的肛裂。早期肛裂都是长条或线形，色红，口浅，触之易出血。反复发作的肛裂多成椭圆形或圆形，边缘瘢痕形成，不规整，口深，可见底部呈白色，说明已经深达肌肉层表面的筋膜组织了。

肛裂就像一条小船，早期肛裂是一条简易小船，没有配饰，所以看上去就是简单的一个裂口。反复发作的肛裂是一条装饰华丽的船，配饰比较多。典型的配饰是内侧端的肛乳头瘤肥大，可小可大，大的如瘤状会脱出肛门外，查出会被当成是肠息肉。外侧端也就是肛缘一侧的配饰是"哨兵痔"，即前后侧肛缘凸起的小肉赘。临床诊断肛裂一般是先看看有没有这个小肉赘，如果有再向上看，就很容易看到裂口。如果这个肉赘始终是一种水肿或肉芽状态，应考虑是否有肠道其他疾病，比如炎症和溃疡等。

观察肛裂具体情况是诊断肛裂和判断病情轻重的重要步骤，也是确定后续治疗的重要参考。

3 女性为何更容易患肛裂

　　肛裂的发病率约占肛肠病的20%，多以年轻人为主，但肛裂更青睐女性，尤其是年轻女性。笔者统计近10年门诊的肛裂患者，女性发病率是男性的1.8倍，日本大肠肛门会志报告的结果是1.6倍。女性更易患肛裂的原因主要有以下几方面。

- 从局部解剖上看，女性前侧的肛门括约肌较男性薄弱，排便或便秘时易撕裂。
- 女性经期，如果不注意休息和卫生，局部易受炎症侵袭，导致组织变脆，括约肌痉挛。也可能与经期会阴部充血有关。
- 妊娠期，腹压大，局部血液循环差，肛门撕裂后不易愈合。同时妊娠期妇女活动少，肠蠕动差，易便秘，也是导致肛裂发生的原因。
- 分娩时常常因用力过度，造成肛管会阴部位撕裂，产生肛裂。
- 与男性相比，女性更好静，喜辛辣油炸食品，造成肠蠕动减弱，产生便秘。便秘后干硬的粪块易擦伤肛管皮肤，引起局部感染而造成肛裂。
- 10岁以下女童也是肛裂好发人群，可能与经常便秘和括约肌发育未成熟有关。

4 儿童会患肛裂吗

　　答案是肯定的，痔、瘘、裂这肛周三大疾病都不放过儿童。痔疮和肛瘘喜欢男童，肛裂则喜欢女童。

　　一些家长说自家的娃不敢大便，一大便就哭，便后擦拭时纸上还会有血，这很可能是孩子患肛裂了。如果排出的大便比较粗，在肛门前侧有一个红红的小揪揪，那肯定就是了，这个小揪揪就是成人的哨兵痔。验证一下，轻轻扒开孩子的肛门可以看到前侧肛门有裂口。

女童为何会得肛裂？便粗是外因，肛门发育期抗外力作用弱是内因。女童会阴部肌肉没有男童发达。

儿童肛裂会像成人肛裂一样大部分需要手术吗？不是的，儿童肛裂不需要手术。软化大便，局部涂一些消炎生肌膏即可。

5 肛裂发生的内在因素是什么

肛裂作为一种肛门"区域性"疾病，一定有其发生的内在因素。考虑这种疾病是粪便与肛门摩擦产生，我们就从粪便和肛门两方面说起。粪便是外因，肛门是内因，先说内因。

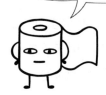

我们可以把肛门看成是一个圆圈，是一个具有高弹性的圆圈，肛门功能好坏的标准在于这个圆圈的弹性好坏。弹性的好坏又表现在收缩力和舒张度两个方面。收缩力弱控便功能就差，容易失禁。舒张度不够，就容易排便困难和被撕裂。肛裂的发生就是因为收缩力过强、舒张度不够造成的。就像大脚穿小鞋一样不把鞋子穿坏才怪呢。

肛门的舒张度由3个因素决定，皮肤弹性、括约肌弹性和肛门口径。皮肤弹性主要指肛管皮肤，如果长期受到炎症刺激就会变脆，易裂开。如果手术切除过多肛管皮肤，代之以瘢痕组织，弹性也会下降。括约肌弹性主要指内括约肌，易紧张人群肛门内括约肌就容易痉挛，造成供血不足，影响裂口愈合。口径大小一部分来自先天差异，一部分受肛门手术影响。

舒张度会造成肛管裂开，但裂开后能很快愈合就不会形成肛裂，由一个急性裂口过渡到慢性溃疡真正成为肛裂，局部血供是重要原因。前面谈到括约肌痉挛会影响血供，另一个重要因素是局部的动脉分布。肛门动脉供应这一区域的血液，肛门动脉是从骨盆两侧发出，然后在肛门前后侧会合，在会合处形成一个相对薄弱区域，而肛裂恰恰发生在这个部位。

6　肛裂发生的外在因素是什么

前面谈到肛裂是粪便与肛门摩擦的结果，现在谈谈粪便因素，也是肛裂发生的外因。

很多几岁的女童患上肛裂，她们无一例外都是因为粪便干燥、太粗导致的。成人肛裂也一样，起因一定是排便造成肛门裂伤，最终形成肛裂。也许有人会问，自己大便并不总是干燥，为什么还会肛裂？

肛裂的形成并不要求一直是粪便干燥，对于易发人群，有几次干燥就足以成为致病原因。肛门裂伤后局部创面形成感染状态，裂口会逐渐加深。肛管皮肤和括约肌结合紧密，中间没有空隙。裂口加深后会暴露内括约肌。内括约肌受到肠道分泌物和粪便的刺激会产生痉挛，加重缺血状态，造成裂口不愈合。

所以肛裂的药物治疗应该从软便、抗炎和解痉3个层面入手。

肛裂一旦形成，粪便不管是干燥还是稀软，诱发作用是同等的。所以并不是大便越稀越好。

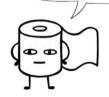

7° 肛裂为什么会出现铭心刻骨的疼

患者对痔疮术后的疼痛都很恐惧，其实肛裂的疼痛与其性质基本相同，疼痛程度甚至强于痔疮术后。肛裂为什么会出现这样的疼痛？

肛裂口暴露了肛门内括约肌，内括约肌属于平滑肌，一旦受到刺激就会痉挛，导致剧烈疼痛。主要有以下几种刺激。

（1）**炎症刺激** 肠道、肛管或肛窦发生炎症时，会刺激内括约肌紧张。

（2）**粪便刺激** 粗硬粪便牵拉；不成形粪便残渣和肠液刺激；酸性粪便刺激。如同胃酸过多会刺激肠黏膜导致胃或十二指肠溃疡、胃痉挛疼痛。粪便一般呈碱性，当菌群失调时粪便成酸性，就会刺激肛门内括约肌出现痉挛。

（3）**增生物刺激** 包括肛乳头瘤、内痔等。

（4）**精神刺激** 情绪异常，如气愤、紧张等。

8° 怎样才能远离肛裂

肛裂就像痔疮一样很难预防，因为肛门是人体一个高损耗的器官，而且损耗的原因有多种。可以在以下几个方面注意减少肛裂发生的概率。

（1）**调大便** 便秘要治，腹泻和稀便也要治，建议经常服用对肠道有双向调节作用的益生菌制剂。

（2）**讲卫生** 养成便后清洗肛门的卫生习惯，并保持局部干燥。

（3）**除炎症** 有肛窦炎、肛乳头炎、肛周湿疹、肛周皮肤病等肛周炎症性疾病应及时治疗。

（4）**常轻松** 保持轻松愉悦的心态很重要。

除此之外，对新鲜肛裂一定要及时治疗，不让病情继续发展，最起码可以免除手术。

9 怎样自我诊断肛裂

如果有以下这些特征应该考虑肛裂可能。

（1）**年轻女性**　20～40岁女性是肛裂高发人群。

（2）**便后持续剧烈疼痛**　这是肛裂的最主要症状，疼痛的程度和持续的时间预示着肛裂的轻重。粪便刺激溃疡面的神经末梢，造成便后严重的烧灼样或刀割样疼痛，可放射到臀部、会阴部、骶尾部或大腿内侧。

一次典型的肛裂疼痛过程是：疼痛－缓解－高峰－缓解－再疼痛。便后数分钟疼痛缓解，此期称疼痛间歇期。之后因内括约肌痉挛产生剧痛，持续数分钟或数小时，此时患者会坐立不安，难以承受，直至括约肌疲劳后，肌肉松弛，疼痛逐渐缓解。待再次排便疼痛再次发生。

（3）**少量便鲜血**　以排便时滴血或便后纸上擦血为主，血色鲜红，不会像痔疮一样出现喷血，很少大出血。肛裂便血也会周期性反复发作。

（4）**肛门压痛明显**　用手指触压肛门，在前后侧有明显的压痛点。

（5）**便后高热**　一部分患者出现便后短时间高热。

10 诊断肛裂需要做哪些检查

肛裂检查很简单，不需要特殊设备，在肛肠科门诊就能完成。不要随便用肛门镜，避免造成肛门撕裂伤。

看

（1）**看"哨兵痔"**　肛裂患者一般都会在肛缘前后侧长赘皮，这在临床被形象地称为"哨兵痔"，是肛裂的重要标志之一。

（2）**看裂口**　位于肛门的前后正中位置，需要轻轻把肛门牵开才能看到。

看看裂口是否新鲜，深度如何。如果裂口内是白色的，这说明比较深，已经裂到内括约肌表面的筋膜组织了。

摸

摸就是指诊。肛裂指诊一定要轻、缓、柔，目标是摸清三样东西。

（1）摸肛管紧张度 指套多放润滑油，轻轻放入肛管，感受肛管的紧张度，借此判断肛裂的严重程度。肛管张力过大，即使没有裂口，也应该治疗。

（2）摸瘢痕组织和瘘管 瘢痕组织轻重预示肛裂的病程和预后。肛裂合并的皮下瘘也需要指诊来判断。

（3）摸肛乳头 肛裂患者尽量不要用肛门镜，可以用手指去检查是否有肛乳头肥大。

11 肛裂怎样区分轻重

肛裂根据病情轻重可以分为三期。

Ⅰ期肛裂： 也称初发肛裂，即新鲜肛裂或早期肛裂。肛管皮肤表浅损伤，创口周围组织基本正常。

Ⅱ期肛裂： 也称单纯肛裂。肛管已形成溃疡性裂口，但无并发症，无肛乳头肥大、哨兵痔及皮下瘘管等。

Ⅲ期肛裂： 即指陈旧性肛裂，裂口呈陈旧性溃疡，合并肛乳头肥大及哨兵痔，或伴有皮下瘘管及肛隐窝炎症等。

12 什么是新鲜肛裂

新鲜肛裂有3个特点。

一是便血明显，基本每次便后都会出血，滴出或便后手纸染血。

二是便后疼痛轻，便后持续时间一般不超过1小时。

三是肛裂口看上去新鲜，成线状裂口，裂口周围没有增生物，没有哨兵痔和肛乳头瘤。

新鲜肛裂其实就是早期肛裂，这个阶段及时调整大便至正常状态，不干不泻，局部注意清洁卫生，适当涂抹生肌膏，可以避免其发展为陈旧肛裂，能用药物治愈而不需要手术。

对于一些发病时裂口较深，便后疼痛剧烈、持续时间长，用药效果不好的新鲜肛裂也需要手术治疗。

13 什么是陈旧性肛裂

陈旧性肛裂有4个特点：一是便血量小，主要以手纸染血为主，血色鲜红，或不出血。二是便后疼痛剧烈，持续时间长，多超过1小时。三是裂口呈圆形或椭圆形，周围分布瘢痕组织，质硬，或合并肛乳头瘤和哨兵痔。部分患者裂口愈合，但便后依然疼痛，这也属于陈旧性肛裂。四是反复发作。即使用药也是暂时缓解，之后会不定期发作。

陈旧性肛裂对应的是 Ⅱ、Ⅲ 期肛裂，发展到这一阶段的肛裂极少可以自愈，绝大部分都需要手术才能治愈。

14 什么是医源性肛裂

肛门疾病手术后造成的肛裂。最主要是痔术后，尤其是外痔术后，还有部分是乳头瘤等疾病术后。

手术前没有肛裂及其相关症状，术后刀口长期不愈合，并逐渐具备肛裂特征，即便血、便后持续疼痛、大便变细、肛门局部见裂口，以及合并肛乳头肥大或哨兵痔。

手术切除过多的肛管皮肤，术中没有进行肛门松解或松解不够充分是医源性肛裂的成因。

医源性肛裂严重度对应的是陈旧性肛裂，药物治疗效果差，绝大部分需要扩肛或手术治疗。

15 什么是继发性肛裂

临床有一种肛裂要特别小心，不管用什么方法治疗都治不好，包括手术方法。不是医生的技术不好，也不是患者术后没有换好药，而是另有隐情。我们称之为继发性肛裂，就是肛裂只是某种疾病的表象，继发症状。哪些疾病会继发肛裂呢？

肠道炎性疾病，其中最主要的是克罗恩病。该病可以导致从胃到肛门整个消化道部位的溃疡，在肛门部位表现出的就是肛裂样改变。

克罗恩病肛裂的裂口周围包括哨兵痔，表现出明显的水肿和肉芽增生状态，易出血，疼痛不剧烈，很难愈合，药物治疗效果不显。

当我们怀疑继发性肛裂的可能时会询问患者有无腹泻和消瘦史，进一步的检查是结肠镜、胃镜和小肠镜，镜下可见肠黏膜鹅卵石样改变及裂隙样溃疡。绝大部分患者可以通过内镜确诊。

继发性肛裂应先治疗原发疾病，否则手术后肛裂会不愈合或更严重。

16 肛裂和肛门皲裂是一回事吗

肛裂和肛门皲裂虽然都是肛门局部的皮肤裂伤，但二者差别巨大。

肛门皲裂是肛门湿疹、肛周皮炎及肛门瘙痒症长期不愈致肛周皮肤皮革样变后的继发病，临床疼痛轻，出血少，其裂口分布于肛周皮肤，比较浅，数量较多。治疗以抗过敏和皮肤保护为主，不需要手术。

依据肛裂的裂口深、数量少、疼痛重等特点很容易与其区分。

17 怎样区分肛裂和肛周脓肿

由于这两个疾病都会出现突然的疼痛，所以需要鉴别。

肛裂疼痛是便后撕裂样疼痛，持续一段时间后缓解，下次排便又再次疼痛。而肛周脓肿疼痛是逐渐加重，与排便关系不大，可以在肛周触及硬结，压痛明显。脓肿破溃后疼痛会明显好转。此外，肛裂便后会出血，脓肿一般不出血，只是破溃后会出脓血。

肛裂严重会合并脓肿，这种脓肿范围不大，之后会形成皮下瘘。

区分肛裂和脓肿的意义是二者治疗方法不同，肛裂是缓解括约肌痉挛，脓肿是切开引流。

	肛裂	肛周脓肿
疼痛	便后撕裂样疼痛，持续一段时间后缓解	疼痛逐渐加重，可以在肛周触及硬结，压痛明显，脓肿破溃后疼痛会明显好转
疼痛与排便关系	下次排便会再次疼痛	与排便关系不大
出血	便后会出血	一般不出血，只是破溃后会出脓血

续表

	肛裂	肛周脓肿
并发症	严重时合并脓肿，这种脓肿范围不大，之后会形成皮下瘘	
治疗方法	缓解括约肌痉挛	切开脓肿引流

18 不治疗肛裂有什么后果

肛裂不单纯是痛苦，日久不治还会引发其他问题。

（1）**肛门狭窄**　肛裂口反复感染，瘢痕增生，肛门弹性功能下降。此外，肛门内括约肌长期痉挛及受到裂口细菌感染也会弹性下降，造成肛门越来越小，处于狭窄状态。

（2）**便秘**　肛门狭窄和疼痛会造成出口梗阻，同时因为疼痛对排便产生恐惧，不自主忍便，抑制便意，日久产生排便反射功能下降。长期服用泻剂也会抑制肠道蠕动功能。

（3）**精神抑郁**　持久疼痛刺激导致精神抑郁状态。

当然影响最大的还是生活质量，每天上厕所就像闯一次鬼门关。

19 肛裂有哪些治疗方法

肛裂虽然不是很严重的疾病，但比痔疮要麻烦，天天排便疼痛，用药效果还不好，患了肛裂到底应该怎么治疗呢？

病史在3个月内可以考虑药物治疗，药物治疗1个月效果不明显应该换用其他方法。

便后疼痛不超过1小时，或肛门没有明显的哨兵痔，可以用扩肛或注射法治疗。

> 　　对于以上治疗方法效果不好的肛裂及便后疼痛剧烈持续超过1小时以上的肛裂都应该选择手术治疗，手术是肛裂治疗的最主要手段，方法得当可以一次彻底治愈。

20 哪些药物可以治疗肛裂

（1）**软化大便类药物**　增加膳食纤维食物，养成按时排便的好习惯，保持大便通畅，中断恶性循环，缓解疼痛，解除括约肌痉挛。大便秘结可加用润肠通便药物，服用益生菌类药品。

（2）**外涂药物**　这方面的药比较多，常用的有麻醉、促裂口愈合及缓解括约肌痉挛三类。

麻醉类：利多卡因凝胶、奥布卡因凝胶、复方角菜酸酯膏等。

促裂口愈合类：九华膏、龙珠软膏、湿润烧伤膏、重组人表皮生长因子、医用硅酮凝胶膏等。

缓解括约肌痉挛类：目前主要有两种药。

地尔硫䓬软膏——钙通道阻滞剂，如果没有市售可以自制，用30mg的地尔硫䓬片剂碾碎后与15g凡士林混匀配成。地尔硫䓬可通过抑制细胞外钙离子向细胞内转运，起扩张血管并解除平滑肌痉挛的作用，原主要用于口服治疗心绞痛和高血压。制成膏剂外涂于肛裂局部，可以缓解内括约肌痉挛，降低肛管压，改善血液循环，使肛裂愈合。

硝酸甘油软膏——也可以自制，0.5mg的硝酸甘油片剂碾碎后与2.5g凡士林混匀配成。硝酸甘油具有抑制神经递质而起松弛平滑肌、扩张血管的作用。该药有头痛等不良反应，如反应较明显，应停药。

药物治疗对早期肛裂效果比较好，对比较严重的肛裂只能起到缓解症状作用。

21 什么样的肛裂可以用扩肛治疗

扩肛法主要适用于 I 期和轻症的 II 期肛裂。

（1）手指扩肛 需要协助，戴手套涂润滑油或药膏，先轻轻按摩肛门，让肛门放松，左手食指轻轻插入肛门内并向前后左右按压，右手食指顺着左手再轻轻进入肛管，一指向前，一指向后，两指向相反方向同时用力，至肛门难以忍受停止并维持30秒左右。

（2）肛门镜扩肛 选用肛肠门诊常用的喇叭口肛门镜，涂上润滑剂，轻轻插入肛门，至难以忍受为度。停留3~5分钟，每天1~2次。

（3）扩肛棒扩肛 购买专用扩肛棒，从小到大，循序渐进。

扩肛可以缓解肛门括约肌痉挛，改善局部血液循环，对缓解肛门剧痛有一定效果，促进裂口修复。操作应轻柔，切忌粗暴。过度和粗暴扩肛易并发肛门血肿、出血、短时间内肛门失禁等不良反应。一般扩肛两周即可。

22 注射疗法治疗肛裂靠谱吗

对新鲜肛裂和不易手术的陈旧性肛裂可以采取注射法治疗。

（1）亚甲蓝封闭注射 亚甲蓝1mL加0.5%利多卡因10mL混合注射在肛裂口周围和裂口下肌肉组织内，注射后三指扩肛2分钟。

（2）肉毒杆菌毒素注射 使用时将30U A型肉毒素用0.9%氯化钠溶液稀释至1mL，注射于裂口两侧的内括约肌处。A型肉毒素是一种极其强烈的神经毒素，肛门内括约肌局部注射后，通过阻断神经肌肉接头突触前膜乙酰胆碱释放，导致化学性去神经作用及局部肌肉麻痹，从而降低肌肉的紧张度，改善局部供血，达到愈合肛裂的目的。A型肉毒素是一种安全有效的生物制剂，局部少量注射后大部分迅速与该处肌肉相结合，极少量毒素进入血循环后即被清除，不会导致全身中毒反应。

注射疗法效果视病情和个体差异，一般只注射一次。

23 肛裂手术是把裂口再缝上吗

有裂口用线缝上，这是常规思维，但肛裂则恰恰相反，不仅不缝，反而要把肛门扩大。

肛门是个圆圈，越缝越小，越小越会裂。不仅肛裂手术不能缝合，痔疮手术也一样不能缝合，缝合伤口不利于排便，还容易感染，因为这些手术都不禁食，每天还要排便。

临床有一种方法叫"纵切横缝"，就是把肛裂顺肛管方向纵向切除，然后横向缝合，这样可以扩大肛门口径。但这种方法现在临床已经很少应用。

不缝合的好处还有一条，术后不用拆线，减少了一个增加患者疼痛的环节。

24 肛裂手术是怎么做的

可以说，手术适用于所有的肛裂，但临床主要用于陈旧性肛裂。

肛裂的手术有很多术式，原理大同小异。临床最常用最安全的术式是"肛裂切除加括约肌松解术"。

（1）**肛裂切除**　切除溃疡的裂口、裂口周围的瘢痕组织、肥大肛乳头、哨兵痔及皮下瘘，这些都属于肛裂的病理产物，手术中应先予以切除或结扎，切口向肛缘外延长。无论是前侧还是后侧的裂口都做这样处理。

（2）**括约肌松解**　肛裂的根本原因是内括约肌痉挛造成肛管高压，所以手术就必须拿内括约肌开刀。部分切断内括约肌对肛管进行松解。临床经常使用的方法有侧位内括约肌挑出切断术、侧位内括约肌闭式切断术、内括约肌后方切断术等。笔者采取后位肛裂口内直接部分切断内括约肌和外括约肌皮下部，可以减轻手术创伤。

括约肌松解的关键是掌握好松解的度，切断过多有肛门失禁风险，切断过少又易复发，临床应该根据肛裂的轻重和肛管的弹性度酌情把握。

25 肛裂手术很痛吗

这是很多患者关心的问题，肛裂术后也像痔疮手术那样很疼吗？

肛裂手术其实可以说是一件很幸福的事，术前疼得要死，术后的疼痛一定会比术前轻，为什么会这样？

痔疮术后单纯的创面疼痛是可以忍受的，难受的是排便疼、括约肌痉挛疼、肛门水肿疼。而肛裂手术就是要对括约肌进行松解，肛裂手术也很少会水肿。所以术后最疼的因素排除了，剩下的疼完全可以忍受。

如果不按常规方法，术中加做吻合器痔上黏膜环切术（PPH），术后疼痛可能就会很重。所以肛裂小手术，也不能轻易找个医生随便做。

肛周脓肿

Anorectal Abscess

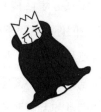

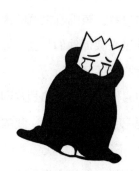

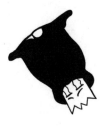

肛周脓肿自述

我是人体组织在细菌作用下变成的又臭又脏的脓血，我就待在肛门周围，有时也待在直肠周围，所以人们叫我肛门直肠周围脓肿，简称肛周脓肿。

别小看我，我是挺黏人的，一旦我来了**就不会轻易离开**，别想弄点药来吓唬我，没戏。想让我离开也可以，不过你要付出巨大代价，连锅端虽然能赶走我但你也会落下个大疤，让你记住我。

我喜欢小朋友和大帅哥，刚出生的小男孩我尤其喜欢，很多家长竟然不知道我是干啥的，更不知道怎样对付我。有阳刚之气的大帅哥是我的最爱，只要他们乱吃乱喝乱造我就会过来教训他们。当然其他人群我也会偶尔去做客，所以这些人群见到我也别感到奇怪。

我是个高调的家伙，我大驾光临的时候你一定会热烈欢迎我，怎么热烈？你的屁股会红肿热痛。你可不要把我当成痔疮啊，我的危害比痔疮可大多了，你绝对不能忽视我的存在，不然麻烦就大了。

其实也不用太怕我，我就是一个小蝌蚪，但如果你们不管我，等我长大变成青蛙（**也就是肛瘘**），那麻烦就大了。

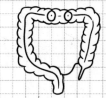

1 哪些人容易患肛周脓肿

肛周脓肿，全称叫肛门直肠周围脓肿，英文名是Anorectal abscess，中医学中称之为肛痈。肛周脓肿是发生于肛门、直肠周围的急性化脓感染性疾病，属于细菌感染，是肛瘘的前身。

本病是肛瘘的前期疾病，发病率约为2%，占肛肠疾病的8%～25%。多见于20～40岁的男性，男性发病率是女性的3～4倍，小儿发病率也相对较高。

此外，免疫功能弱的人发病率会高出普通人群数倍，比如艾滋病患者、白血病患者等。所以，这些人群一旦出现发热、肛门疼痛或下坠的症状一定要考虑肛周脓肿的可能性。

2 肛周脓肿为何喜欢阳刚男儿

阳刚男儿都爱长"青春痘"，为什么？雄激素水平高，皮脂腺、汗腺发达，分泌旺盛，一旦分泌受阻，淤积皮下就会成痘。肛腺也一样，与雄激素水平成正相关。肛周脓肿好发于20～40岁的男性和小儿，正是雄激素在作怪。

雄激素水平的升高，造成肛腺发育、增生，分泌旺盛，而一旦肛腺液排泄不畅，则易造成肛腺感染而发生肛腺炎，肛腺炎向各间隙扩散形成肛周脓肿。婴儿发生肛周脓肿除与雄激素水平有关外，还与其肛门直肠黏膜局部免疫结构未成熟、直肠黏液中IgA低值有关。

人体的雄激素

人体中，雄激素主要由睾丸产生，睾丸间质细胞分泌的雄激素主要为睾酮。此外，肾上腺皮质分泌雄烯二酮和脱氢表雄酮，这两种物质在肝脏经脱氢化形成睾酮。卵巢也能分泌少量雄激素。婴儿由于性腺及肾上腺的早熟，会出现短暂的雄激素水平增高。正常男婴出生时，血中肾上腺雄激素，即雄烯二酮和脱氢表雄酮水平达到峰值，随后逐渐缓慢下降。血中总睾酮水平在出生后1周有小幅下降，随后逐渐增高，在出生后15～60天时达到峰值，之后逐渐下降。到了青春期体内的性激素又开始活跃，进入老年期雄激素水平逐渐下降。

3 肛周脓肿发病的内因是什么

肠道细菌通过肛窦进入肛腺，肛腺感染后流向肛周间隙，细菌引起肛周间隙内的脂肪组织化脓而形成肛周脓肿。

（1）肛窦是人体的软肋　消化道是人体第一大细菌库，这些细菌之所以没有致病，是因为有肠屏障。完整的肠道屏障到了末端和肛门连接时出现了"漏洞"，这些"漏洞"就是肛窦，又叫肛隐窝。肛窦理所当然成了人体消化道的最薄弱处，成了肠道细菌伺机攻击人体的突破口。肛窦开口向上，排便时处于闭合状态，所以正常情况下是安全的。

若出现脓肿，肛窦是感染的入口，也是脓肿的内口，是手术需要处理的重点部位。

（2）肛腺是感染的传播者　单纯的肛窦尚不会引起肛周脓肿，因为外面有强大的肛门括约肌阻挡，但是有肛腺参与，结果就不同了。肛腺正好开口在肛窦，腺管穿过内括约肌，腺体位于内外括约肌之间。肛腺平时分泌一些腺液到肛管起润滑作用，但肛窦一旦发炎水肿时，会堵塞肛腺液的正常分泌，肛腺就感染了，此时的位置在内外括约肌之间。此处感染后会借助外括约肌的肌纤维和淋巴管把感染扩散到肛周间隙。

（3）**肛周间隙是感染的温床**　肛周间隙是肛门直肠周围一些脂肪填充的腔隙。正常情况下这些部位是绝对无菌的，一旦感染扩散到这些部位，脂肪会迅速液化变成脓液，这个时候肛周脓肿就形成了。

4 为什么说高能量饮食是肛周脓肿的主要病因

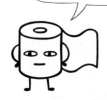

《外证医案汇编·肛痈篇》说："肛痈者，即脏毒之类也。始则为肛痈，溃后即为痔漏。病名虽异，总不外乎醉饱入房，膏粱厚味，炙煿热毒……湿热瘀毒下注，致生肛痈。"又如《外科正宗》说："夫脏毒者，醇酒厚味，勤劳辛苦，蕴毒流注肛门结成肿块。"

这里面提到的膏粱厚味和醇酒厚味就是指高能量饮食，如酒以及辛辣刺激、牛羊肉等食物。此外还提到另外的原因醉饱入房、勤劳辛苦，即高能量饮食加上身体疲劳，这样离发病就不远了。

高能量饮食不仅是我们喜欢，肠道有害菌和条件致病菌也喜欢，这给它们提供了充足的食物，造成它们大量繁殖，同时有益菌数量减少，引起肠道菌群失调。

通过对肛周脓肿的脓液细菌分析可以看到，厌氧菌居多，其中脆弱类杆菌检出率最高为80%，消化链球菌次之为13%。在检出的需氧菌中，大肠埃希菌的检出率最高，为71%，肺炎克雷伯菌、产气肠杆菌、阴沟肠杆菌各占9.5%。这些细菌属于条件致病菌，大量繁殖或异位即可致病。当机体抵抗力低下时它们可侵入人体的各组织、器官而发生内源性感染。

5° 导致肛周脓肿的常见因素还有哪些

（1）**腹泻** 腹泻时肠道菌群处于失调状态，此时细菌致病性较强。腹泻时稀便流入肛窦致其发炎。对于特殊人群，比如小儿、患免疫功能下降性疾病者，一旦腹泻应尽快治疗，避免引起肛周感染。

（2）**疲劳** 经常熬夜、奔波、工作紧张等都可造成免疫功能下降而发病。

（3）**损伤** 因直肠内异物或外伤，或干结粪便等造成肛管直肠损伤，感染向深部组织扩散，形成肛周脓肿。

（4）**手术** 手术麻醉时局部消毒不严格、手术创口感染、局部注射药物，或骨盆直肠窝注射硬化剂致感染引起脓肿。

（5）**血行感染** 主要由于其他疾病引起全身免疫力低下，感染随血液传播，而致中央间隙感染。如血液病、糖尿病常合并肛周脓肿。

6° 哪些疾病容易合并肛周脓肿

（1）**糖尿病** 糖尿病患者肛周脓肿发病率高出正常人群15%左右。原因在于高血糖环境是很好的细菌培养基，这种环境非常有利于细菌的生长繁殖。此外患糖尿病日久会出现血管损伤或血管狭窄，导致肢体远端血液供应能力下降，抗感染能力下降。

（2）**白血病** 这类患者肛周脓肿发病率高出正常人群40%，原因是白细胞太少，抗细菌能力弱。

（3）**艾滋病** 这类患者肛周脓肿发病率高出正常人群30%，原因是免疫力低下。

（4）**克罗恩病** 克罗恩病病因不详，但合并肛周脓肿是明确的，这种脓肿的特点是不温不火，没有高热，没有剧痛，所以是一种非典型症状。

（5）**慢性结肠炎** 可能的原因是肠道菌群失调，长期腹泻患者一定要警惕肛周脓肿。

（6）**肛裂**　细菌自裂口进入肛周皮下引起感染，范围比较小。

7 患了肛周脓肿一定很痛吗

肛周脓肿最主要的症状是疼痛，这种疼痛会非常剧烈，且会逐渐加重，很多患者说会吃不下，睡不着。只有在脓肿自行溃破后，疼痛才会暂时有所缓解。

但也有的肛周脓肿疼痛并不明显，这主要与发病部位有关。一般来讲肛门周围的脓肿（低位）肯定会痛，因为这些地方分布着肛门神经，属于运动神经，对任何刺激都非常敏感。不仅如此，人体在长期的进化过程中，为了满足肛门功能的需要，局部神经异常丰富，这里一旦出现问题就格外得痛。所以低位脓肿都会出现剧烈的肛门疼痛，且这种疼痛持续不减，只有在脓肿溃破或引流后，疼痛才会缓解。而直肠周围的脓肿（高位）就不一定会疼痛。因为直肠周围属于盆腔，这里分布的自主神经对普通的刺激不敏感，最主要的表现是局部坠胀和便意感。如果此时合并低位脓肿，就会又痛又胀。

8 肛周脓肿可以预防吗

预防肛周脓肿还是有一定难度的，不过以下几方面因素都与脓肿发病有关，及时处理和避免发生就可在一定程度上预防肛周脓肿。

● 及时纠正腹泻。无论是成人还是婴儿，腹泻者发生肛周脓肿的风险都极高，所以应及时治疗。

● 避免熬夜。熬夜和生活没有规律会降低身体免疫力。

● 避免过度饮酒与吃肉。《内经》："膏粱之变，足生大丁。"中医学认为肥甘厚味会产生湿热与火，身体易患疖肿。现代医学研究证实这些食物会导致肠道菌群失调。

● 避免过食海鲜。吃海鲜易感染创伤弧菌，导致腹泻。海鲜性寒，过食会伤阳气，造成机体免疫功能下降。

● 避免连续加班和长途奔波。

● 控制好血糖。

脓肿发病是多方面的，但肠道菌群失调与免疫力下降是两个根本原因，因此预防肠道菌群失调和提高免疫力是预防肛周脓肿的根本之策。

9 不同部位的肛周脓肿有什么区别

（1）**肛周皮下脓肿**　属于最表浅的脓肿，分布在肛缘皮下，以后侧和两侧居多。感染途径是肛窦和肛缘皮肤，病灶多局限，很少向周围蔓延。内口在病灶相对应的齿线位置。局限性红肿，疼痛明显，但很少发热。

（2）**会阴筋膜下脓肿**　位于肛门前侧，主要是男性，会一直延伸到阴囊根部。这一部位的脓肿分深浅两层。感染途径是肛门前侧齿线处的肛窦和裂伤的肛管皮肤，所以内口一般也位于此处。发病后如果没有得到及时治疗，往往会向阴囊蔓延。临床表现同皮下脓肿。

（3）**肛管后间隙脓肿**　位于肛门后侧，分深浅两层，浅层和肛周皮下间隙相通。深层通向两侧坐骨直肠窝。感染途径是齿线处后侧肛窦和肛门后侧裂口。内口多在后正中齿线位置。发病后易向两侧蔓延。疼痛明显，发热或不发热，局部红肿明显。

（4）**坐骨直肠窝脓肿**　这是肛周最大的脓肿，左右各一个，并通过肛管后深间隙相通。感染途径基本都是肛窦，内口位置有两种可能，一是和病灶相对应位置，一是后正中。一侧脓肿会向对侧蔓延，形成马蹄或半马蹄形脓肿。绝大部分复杂肛瘘都来源于这一部位的脓肿。红、肿、热、痛均明显。患者坐卧不安，饮食不下，非常痛苦。

（5）**括约肌间间隙脓肿**　是指内、外括约肌之间，是众多肛周感染的原发部位。前面谈到肛窦是细菌入侵肛门的最主要入口，但真正进入肛门内部依靠的是肛腺，而大部分肛腺的腺体位于括约肌之间。细菌往往是先在这里感染，然后再向其他各间隙扩散蔓延。其内口没有确定部位，但以后正中齿线位为多，蔓延方向也不定。疼痛明显，早期红肿不明显，肛门可松弛，广泛压痛。

（6）**直肠黏膜下脓肿**　直肠下端黏膜下，前后左右都有，属于高位脓肿。细菌入侵途径是肛窦，病灶多局限，也很少向周围蔓延，内口和病灶在同一位置。很少发热，以坠胀和便意感为主要表现，指诊可触及直肠下端柔软隆起。

（7）**直肠后间隙脓肿**　位于直肠后侧，是所有脓肿中位置最高的。细菌感染途径是肛窦，内口在后正中齿线处，发病后有可能向两侧骨盆直肠间隙蔓延，形成高位马蹄脓肿和肛瘘，临床治疗难度大。疼痛显著或不显著，坠胀、有便意感，发热，直肠后侧触及较硬隆起，肛直环瘢痕样变。

（8）**骨盆直肠窝脓肿**　位于直肠下端的两侧，左右各一，盆底之上，腹膜之下，下面对应坐骨直肠间隙，属于高位脓肿。感染途径是肛窦，内口多位于后正中齿线，发病后有可能借道直肠后间隙向对侧蔓延，也可能向下蔓延至坐骨直肠间隙。表现同直肠后脓肿，可在直肠下端两侧触及较硬隆起。

诊断肛周脓肿一般不难，难的是分部位诊断，以及对内口的预判和定位，这对选择治疗方法很重要。

出现以下几个部位的脓肿需高度警惕

➤ 坐骨直肠窝脓肿由于包块大，可能半侧臀部肿起，而且可向对侧臀部蔓延。

➤ 男性会阴部脓肿容易向阴囊和腹壁蔓延，女性会阴脓肿可能穿透直肠阴道壁形成直肠阴道瘘。

➤ 骨盆直肠窝脓肿手术难度大，术后对肛门括约肌损伤重。

➤ 直肠后间隙脓肿属于位置最高的脓肿，术后损伤重。

对于这些危险部位的脓肿，一是早治，二是合理治疗。

10° 如何自我诊断肛周脓肿

（1）**渐重式肛门疼痛**　疼痛逐渐加重，严重时难以入眠和进食。疼痛严重基本是低位脓肿，部分患者表现出坠胀和便意感，属于高位脓肿。无论是疼痛还是坠胀，共同的特点是逐渐加重，直至脓肿破溃。

（2）**不能触碰的肛周包块**　可在肛周触及包块，排便疼痛加重，难以下坐，触碰疼痛明显。

（3）**持续性发热**　发热越高说明病情越重，不发热或低热都是皮下的浅脓肿。

如出现以上症状，建议尽快到医院检查确诊。

11° 诊断肛周脓肿需要做哪些检查

（1）**肛肠常规检查**　一是看红肿范围，看齿线处有无黏液流出，以此来判断内口位置。二是摸，指诊非常重要，无论是低位还是高位，指诊有时比B超还准确。

（2）**血常规化验**　通过血常规的检查，可以判断脓肿的严重程度。

（3）**B超检查**　目前B超已经广泛应用于肛瘘和肛周脓肿的诊断，有经验的B超医师可以很准确地描述脓腔和瘘管的走向、与括约肌的关系以及内口的位置。

（4）**CT及核磁检查**　主要用于看不见摸不着的高位脓肿，低位脓肿一般不必做这两项检查。

对于有经验的医生，指诊初步诊断，B超检查验证，95%以上的肛周脓肿都可以明确诊断，CT及核磁检查只用于极少数患者。

12 怎样区分肛周脓肿与坏死性筋膜炎

坏死性筋膜炎是一种临床上少见的，但死亡率非常高的，由多种细菌感染引起的坏死性软组织感染。由于感染造成皮下血管的栓塞导致坏死，同时影响局部抵抗力而使感染加重造成恶性循环，使感染和坏死沿筋膜迅速蔓延，而造成软组织大范围、快速坏死，如不能及时诊断和妥善处理，可引起毒血症、败血症和感染中毒性休克。

患者起病急，均有发热，白细胞显著增高，肛周及会阴部可见片状黑色病变，皮下可触及捻发音，严重者大片皮肤及筋膜进行性坏死，波及阴囊、大阴唇，有的到达直肠下段、下腹部、后腰部，面积广，蔓延速度快。一些病例还合并糖尿病、低蛋白血症、毒血症、败血症、感染中毒性休克、尿崩症等。

根据这些特点重点与会阴脓肿和坐骨直肠窝脓肿相鉴别。

13 怎样区分肛周脓肿与疖肿

两者都是体表感染，但差别还是非常大的。

	肛周脓肿	疖肿
发生部位	少部分位于皮下，大部分位置较深	皮下软组织感染
感染源	肠道细菌	体表细菌
感染灶	存在蔓延和扩散风险	比较局限，很少会大范围蔓延
治疗方法	很少可以自愈，大部分需要手术治疗	理论上可以用药物治愈

由于治疗方法不同，所以临床鉴别的意义很大。两者最大的区别是有根和无根，肛周脓肿有内口，可以在齿线附近触及硬结，而疖肿则没有。由于肛

周脓肿属于早期感染，短时间内内口往往不清晰，所以单靠指诊准确鉴别有难度，需要B超检查辅助。

如果实在难以区别，可以先排脓，脓肿有肛瘘，内口会显示出来，而疖肿不会成瘘。

14 怎样区分肛周脓肿与表皮样囊肿

表皮样囊肿是最常见的皮肤囊肿之一，好发于青年、儿童。通常无自觉症状，囊壁破裂或继发感染时常伴红肿、疼痛，但很少会发热。表皮样囊肿可发生于皮肤的任何部位，肛周的表皮样囊肿容易与肛周脓肿混淆。

表皮样囊肿为界限清楚的结节，病史较长，临床上可见一中央孔，代表了该囊肿所起源的毛囊，挤压可挤出具有难闻气味的囊内容物。囊壁破裂或继发感染可导致剧烈的疼痛性炎症反应，治疗以手术切除为主，术中囊壁必须剥离干净，否则容易复发。术中也不用找内口，切口可以缝合。

肛周脓肿突然发作，边缘界限不清，疼痛明显，手术切开即可，但根治需要寻找内口和处理内口。

15 怎样区分肛周脓肿与结核性脓肿

对于肛周感染，如果疼痛不明显，表皮颜色发暗，或手术后创口不愈合，并伴有消瘦、低热、咳嗽、咳痰、咯血、乏力、盗汗、食欲减退、女性月经紊乱、月经失调等症状，应考虑结核可能性。

可以初步行X光胸片检查和结核菌素试验，如果结果阳性应去专科医院进一步检查与治疗。

结核性脓肿手术与抗结核治疗同时进行，或先行抗结核治疗。

16 怎样区分肛周脓肿与梅毒脓肿

梅毒脓肿又称硬下疳，是一期梅毒的标志之一。感染梅毒螺旋体后7～60天在肛周等部位出现无痛无痒、圆形或椭圆形、边界清晰的溃疡，高出皮面，疮面较清洁，有继发感染者分泌物多，触之有软骨样硬度。持续时间为4～6周，可自愈。出现梅毒脓肿后1～2周，部分患者出现腹股沟或近卫淋巴结肿大，可单个也可多个，肿大的淋巴结大小不等、质硬、不粘连、不破溃、无痛。

临床怀疑是梅毒脓肿，做梅毒血清学检查基本都可以确诊。确诊的梅毒脓肿不需要手术，可以肌内注射青霉素，对青霉素过敏者可口服盐酸四环素，连服15天，或口服多西环素，连服15天。

17 怎样区分肛周脓肿与子宫内膜异位症

子宫内膜异位症是指有活性的内膜细胞种植在子宫内膜以外的位置而形成的一种女性常见妇科疾病。内膜细胞本该生长在子宫腔内，但由于子宫腔通过输卵管与盆腔相通，使得内膜细胞可经由输卵管进入盆腔异位生长，包括卵巢、盆腔组织器官、肛门直肠周围及腹腔、胸腔、四肢等。本病多发生于生育年龄的女性，青春期前不发病，绝经后异位病灶可逐渐萎缩退化。

异位生长的子宫内膜也会周期性出血，其周围组织纤维化，形成异位结节，有痛经、慢性盆腔痛、月经异常和不孕等症状。

肛周出现子宫内膜可在肛周触及卵石样结节，以胀痛为主，经期加重，局部轻压痛，B超检查基本可以确诊。手术可以根治。术中可见紫色内膜样物，手术应将可疑组织切除干净，否则容易复发。可以缝合，不需要寻找和处理内口。

18 什么位置的肛周脓肿最难治

原则上讲，脓肿范围越大越难治、离肛门越远越难治、位置越高越难治。

范围大的肛周脓肿是肛门两侧的坐骨直肠窝脓肿，这种大的脓肿内口多不确定，而且组织损伤较重，贸然手术不仅损伤大，术后还容易复发。所以一般需要两次手术。

离肛门远的脓肿内口多位于后侧，穿过的肛周组织多，一次完全切开损伤重，需要丰富的手术技巧和临床经验。

位置高的脓肿涉及括约肌面积大，手术对括约肌损伤比较重。

马蹄、半马蹄脓肿也属于比较难治的。

19 肛周脓肿用药物治疗有用吗

在无条件或身体条件不允许手术的情况下选择药物治疗，可以在一定程度上缓解肛周脓肿病情。

（1）**抗炎**　浅表的脓肿可以选择口服抗生素，一般用广谱的为多。对范围相对大的脓肿需要联合用药，如甲硝唑、硫酸依替米星、卡那霉素、链霉素等。

（2）**外用药**　消肿止痛洗剂坐浴，涂金黄膏、活血止痛散、四黄膏、玉露膏等。

（3）**中药内服**　明代薛已校注的《外科精要》中提出初起予以消散、成脓期予以托毒的治疗理念。可以用仙方活命饮、黄连解毒汤加减。

笔者经验方：金银花15g，连翘10g，陈皮10g，防风10g，元胡15g，贝母10g，乳香10g，没药10g，白芷10g，白术15g，炙甘草10g，水煎内服。

20 肛周脓肿不做手术一定会形成肛瘘吗

可能性达99%。肛周脓肿和肛瘘的关系就像蝌蚪和青蛙的关系，这里的手术是指根治术。不做根治术的肛周脓肿一般会存在这样几种处理方法。

（1）**切开引流**　引流后脓腔逐渐变管腔，是快速变成肛瘘的一种方式。

（2）**自然破溃**　脓腔自行溃破，脓液流出后脓腔慢慢变成瘘管。

（3）**脓液吸收**　脓腔没有外口，成为内盲瘘。这个时候会在局部摸到硬结。

当然不是变成肛瘘就一定不好，最起码肛瘘阶段内口明显，手术成功率会更高，但如果拖延太久，肛瘘也会变多变深，给手术增加难度，也加大手术创伤。

21 只有通过手术才能治愈肛周脓肿吗

肛周脓肿最终都需要手术才能治愈，为什么会这样呢？同样是感染，为什么身体其他部位的脓肿用药就行，而发生在肛周就非得手术，且还得行根治术呢？

（1）**肠源性感染**　用药能好的主要是皮肤源性感染，身体其他大部分体表部位的感染属于这种情况。而肛周的脓肿是肠源性感染，这是非常顽固的，治疗必须得从源头解决才能治愈。

（2）**括约肌阻碍引流**　感染的治疗就是依靠引流，肛周括约肌丰富，内括约肌的工作状态是收缩，易痉挛。外括约肌排便时候也会收缩，这些特点会影响肛周感染的引流。所以需要手术切断一些括约肌来解决引流问题。

（3）**肛管高压**　笔者在临床中发现肛管高压是肛周脓肿乃至肛瘘难治的根本原因，这两种病的原发内口是肛窦，肛窦正好处于肛管高压区，脓肿形成后无法从此处引流，只能向外突破形成外口。在肛管压力作用下，感染会源源不断从内口向脓腔输送，造成反复不愈。基于这一认识，临床上采取新的手术方式——等压引流术，可取得较好效果。

22° 引流是抽脓好还是切开排脓好

在身体状况和病情特点无法行根治术时，及时排脓是控制感染的必然选择。排脓可以用注射器抽取也可以表面切开，哪种方法更好呢？

抽脓减压为局部消毒，用20mL注射器从脓肿最薄弱处刺入脓腔，抽取脓液，边抽边上下移动针头，直至无脓可抽。本方法可以暂时减轻脓腔张力，缓解疼痛，适用于临时的应急处理。如果病情发展快，感染比较严重，建议不要用。

切开排脓则是在局部麻醉下，从脓腔中间部位，切开小口排脓，术后用甲硝唑冲洗脓腔，并放置油纱条引流。属于暂时性的应急处理，或是二次手术疗法的第一次手术。可以排出脓液，迅速减轻症状。

两种方法相比，切开排脓的优势是显著的，抽脓减压存在一定风险。

23° 肛周脓肿是一次根治好还是分次手术好

一次根治是只做一次手术，而分次手术则是先排脓，促脓肿变肛瘘之后再进行手术。

无论是时间成本、经济成本还是体验感受，一次根治手术都有无可比拟的优势。一次手术全部疗程约1个月，而分次手术的疗程一般在4个月以上。经济成本上一次根治可节省60%以上的费用。此外疗程过长对患者心理上也造成不好的影响。既然有如此大的差别，为何还要分次手术呢？

一是基于疗效考虑。脓肿阶段内口不是很清晰，若一次手术切错内口位置，术后容易复发。所以待成瘘后内口明显了再手术，成功率高。

二是基于安全性考虑。脓肿阶段组织破坏比较严重，一次切开括约肌，断端没有固定回缩严重，造成肛门失禁。待成瘘形成瘢痕，再切开断端有瘢痕固定，愈合后沟就浅。

虽然以上考虑有一定道理，但对所有脓肿不分轻重全部这样处理，绝对是错误的。临床中80%以上的脓肿都可以通过一次根治手术彻底解决。

大部分脓肿的内口定位并不难，会阴脓肿在前侧，肛后脓肿在后侧，两侧的脓肿表浅的在对应位置，只有坐骨直肠窝脓肿可能在对应位置也可能在后侧。高位脓肿大部分都在后侧。所以对很多脓肿来说，根治术和分次手术的刀口只差1cm，也就是说，刀口再向上1cm就根治了。

（1）**低位脓肿——直接切开** 低位脓肿当时切开和成瘘再切开，创伤是一样的，成瘘后瘢痕更重，对肛门弹性影响更大。只有脓腔特别大的脓肿需要成瘘再手术。

（2）**马蹄脓肿——切开加旷置** 对一些范围大的脓肿，如坐骨直肠窝脓肿、会阴筋膜下脓肿，全部切开会造成肛门变形、移位，甚至失禁。这时可以采取切开与旷置结合的手术方法。内口位置需从肛缘外脓腔一直切到内口处，其余脓腔可以酌情切开几处小口引流，大部分脓腔予以旷置。这种方法治疗效果同完全切开术，但较好保护了肛门外观和功能。

（3）**高位脓肿——切开挂线术** 高位脓肿由于位于肛管直肠环上方，而肛直环是维护肛门功能的最重要肌肉，如果手术中被全部切断，就有可能造成肛门失禁。临床目前最常用的方法是挂线，但挂线依然切断了肛直环，痛苦大，创口深。笔者经过多年的临床摸索，提出了"双向等压引流"的脓腔和瘘管愈合新概念。依据这一理论，手术中将内口上移至直肠腔，并在脓腔的顶端造口，两口处于直肠腔同一压力环境，形成上下两口等压，通过放置引流管，则可不切断肛直环而使脓腔愈合。

（4）**重度脓肿——分次手术** 脓腔特别巨大或位置特别深的脓肿，先切开引流，待成瘘后再次手术。

24 双向等压引流术适合治疗哪些部位的肛周脓肿

严格讲双向等压引流不是一种术式，是一种法则，是一种解决肛周特定部位感染的新的手术原则。

双向等压引流术是基于对肛周感染性疾病发病原理新的认识提出的新法则。长期以来对于肛周脓肿和肛瘘为什么不能自愈并不清楚，只是着眼于肛腺感染，只要充分切开脓腔或瘘管该病就能自愈。笔者受到新疆泥火山数万年喷发不息是因为地下压力作用的启发，认真研究肛管局部结构，两者存在高度相似性，肛周脓肿和肛瘘也是因为肛管高压造成的，事实上肛管的确存在高压区，而脓肿和肛瘘的内口正好位于这一区域。既往手术中切开脓肿看似是解决引流而治愈，实则是解决了肛管高压才获得的效果。在这一理论指导下，临床上采用不全部切开脓腔和瘘管，而是平衡内外口的压力，有良好的疗效。

双向等压引流可以适用于马蹄脓肿、半马蹄脓肿、高位肛周脓肿、复杂肛瘘、高位肛瘘，可以说这是难治性肛周感染真正的微创方法。

25 肛周脓肿术后怎样换药

肛周脓肿术后换药对能否顺利康复至关重要，需要患者和另一人配合才能很好完成。

（1）**便后冲洗** 患者自行操作，便后用智能马桶冲洗或淋浴喷头冲洗创口，主要目的是洗干净创口的便渣。

（2）**脓腔药物冲洗** 一些大和深的脓肿术中会留置乳胶引流管，可以用注射器（50mL）吸取甲硝唑药液对准乳胶管冲洗深部的脓腔，每次3遍，每天至少1次。浅的脓肿不用冲洗，直接下一步。

（3）**伤口清理** 用适合伤口大小的棉球擦拭伤口，从外口擦进，内口擦出，每次3遍。可以用碘伏或康复新。

（4）**涂药** 抗炎、生肌、止血的药物或材料涂或喷在创口上，尽量不涂到周围皮肤上。尤其是抗生素类药膏涂在皮肤上日久可能产生过敏反应。

（5）**置油纱条** 这是非常重要的一步，根据创口大小，在创口上放置1条或多条油纱，从刀口外端到内口，压实。只有这样才能避免假愈合。纱条要平整，不要堆积在伤口上。

（6）包扎　用无菌透气纱布压迫，抗过敏胶布粘连固定。

原则上每次便后均需要换药，大的脓腔分泌物多，需要每天换药2~3次，直至愈合。

26　肛周脓肿术后脓腔分泌物多怎么办

首先要分清分泌物是正常还是异常。

脓肿手术后每天会有很多分泌物流出，包括脓液、脱落的坏死组织以及肠液，脓腔越大、越深，分泌物越多，持续时间越长，1~2周的分泌物会有臭味，但分泌物会逐渐减少。高位脓肿的分泌物持续时间可达3周以上。这些都属于正常情况，不需要特殊处理，正常换药即可。

如果术后2周以上分泌物不减或减少后又突然增多，应考虑引流不畅或有盲腔。引流不畅可以通过换药和修剪肉芽来处理，但盲腔需要手术处理。

如果分泌物增多伴疼痛加剧，可能继发邻近组织感染或有深部感染没有处理，这也需要手术再处理。

27　肛周脓肿术后刀口总不愈合怎么办

这种情况的出现大致有以下几个原因。

（1）**手术失败**　刀口切得不合理，内口定位错误或手术时内口没有切开，或者旷置方法不对。这需要医生来判定，处理方法只能再次手术，何时进行二次手术要看具体情况。

（2）**换药方法错误**　清理创口不净，没有放置油纱条，虚肉芽没有及时修剪。改变换药方法即可。

（3）**合并其他疾病**　糖尿病、克罗恩病等会影响愈合，需同时治疗合并病。

（4）**体质和焦虑心理**　患者在术后需加强锻炼，放松心态。

（5）**无明显原因**　可在医生指导下口服1~2周抗生素，遵医嘱及时复查。

28 肛周脓肿术后为什么要多活动

　　这是术后快速康复的关键。很多患者术后因为疼痛就不下床、不活动，以为这样是养病，可以恢复得快，其实是错误的。

　　术后早期下床活动，好处在于增加机体代谢，提高免疫力，促进创口愈合。还有利于局部引流，引流通畅了，康复速度就会加快。所以患者应在身体状况能适应的情况下尽量早下床活动，并循序渐进地增加运动量。

29 肛周脓肿术后吃什么有利于伤口愈合

　　（1）**胶质蛋白食物**　如猪蹄、猪耳朵、鱼头、鸡脚、鸡翅、牛蹄筋、鱼皮及软骨等食物，这些食物可以美容和促进组织修复。但这些食物脂肪含量较高，不适合经常食用。

　　（2）**蛋白粉**　蛋白粉是提纯的大豆蛋白、酪蛋白、乳清蛋白、豌豆蛋白等蛋白，蛋白质是保证机体健康最重要的营养素，它是维持和修复机体以及细胞生长所必需的。脓肿术后可以适当摄入，但不要过量，肝肾功能不好者慎用。

　　（3）**益气补血中药**　归脾丸、人参养荣汤、四物汤、八珍汤都有促进伤口愈合作用。

　　（4）**益生菌**　改善肠道菌群环境，抑制局部感染，可以服用枯草杆菌、双歧杆菌、乳酸菌类的药物。

　　（5）**抗厌氧菌抗生素**　术后2周内适当使用甲硝唑或奥硝唑。

肛乳头瘤

Anal Papilla

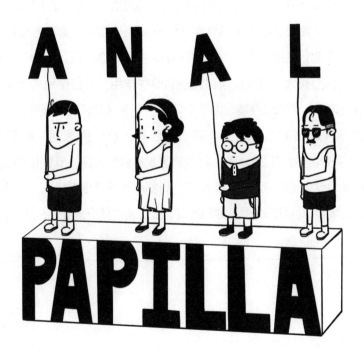

肛乳头瘤自述

瘤！天呐！第一次听到我名字的时候人们的第一反应是：自己不会是患癌症了吧？！放心放心，不是的，听我慢慢说。

我的别名叫肛乳头肥大、肛乳头增生、肛门息肉，中医学称为息肉痔，英文名Anal papilla。我是长在齿线处的正常组织，发生率**高达45%**，像牙齿一样凸起，总共4~6个，通常情况下我并不明显，不仔细检查甚至看不到我。但是我特别容易增生、变大，甚至脱出肛门外。

导致我增生变大的主要因素就是各种刺激。首先是肛门局部的刺激，痔疮、肛窦炎、肛周感染性疾病的反复炎性刺激，会导致肛门周围血管过度充盈，在血液营养充足的环境中加上异物刺激，我会伴随其他疾病一起努力长大。其次是来自肠道的促生作用，反复便秘或者腹泻会加重肛门摩擦。适者生存嘛，为了更好地生存下来我只能变强变大了。

有一种病与我息息相关，那就是肛裂。有研究表明，肛裂患者92%~98%会伴发肛乳头瘤，其发病因素是肛管高压。反复肛裂致使内括约肌张力过大或者导致括约肌痉挛，局部血液回流出现障碍，组织液淤积局部致水肿，在肛门外就形成哨兵痔，在肛管内就形成肛乳头瘤了。

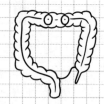

1 自我诊断肛乳头瘤的要点是什么

因为在肛乳头在增生的早期是没有任何症状的，所以很多人并不知道自己长了肛乳头，只有在体检时可能被医生发现。当肛乳头进一步增生肥大，可能会随着每次排便脱出肛外，早期能自己收回肛门内，之后再大了就得用手托回肛内了。

当肛乳头脱出肛门后患者就会注意到自己肛门口长了个小尾巴，摸起来硬硬的，表面光滑，触之无痛感，有的带一个长长的蒂，一般不会出血。当瘤体过大，或脱出频繁，会伴随液体流出，造成肛周潮湿瘙痒，可以伴发湿疹出现。合并混合痔肛裂时会有疼痛、出血。

2 诊断肛乳头瘤需要做哪些检查

（1）肛肠常规检查

➥ **摸**：指诊非常重要，在齿线区可触及圆形、三角形硬的增生物，或者带蒂光滑肿物，可活动。有的患者在体检后被告知有直肠肿物，需要进一步做专科检查确诊。

➥ **肛门镜**：在肛门镜下可看到白色或淡红色突起物，1个或几个，圆形、三角形或葡萄串样。肛门镜下能鉴别肿物长在什么位置，所以很容易诊断出体检医生说的肿物是长在肛门口还是直肠上。为了便于与直肠息肉区分，肛乳头瘤也被叫作肛门息肉。

（2）病理检查
肛乳头瘤一般不需要做病理检查，需要手术切除的才送病理检查协助诊断。

3 肛乳头瘤与肛乳头肥大、肛乳头增生是一种病吗

肛乳头瘤、肛乳头肥大、肛乳头增生在临床诊断上有细微区别。

根据肛乳头的不同大小与形状，名称各不相同。一般不脱出肛外的、比较小的叫肛乳头增生、肛乳头肥大，这类肛乳头一般没什么症状，不容易被发现。

当肛乳头过度增生，头部逐渐变大或分叉，或脱出肛门外，这时则叫肛乳头瘤，说明增生的肛乳头已经到了疾病状态，常伴随症状出现，需要酌情处理了。

4 怎样区分肛乳头瘤与直肠息肉

	肛乳头瘤	直肠息肉
部位不同	长在齿线区域，属于肛管部位，离肛缘口1.5～2.5cm，位置比较低；肛门镜可清晰看到	长在直肠黏膜表面，突向肠腔内的隆起物，位置比肛乳头瘤高；需在肠镜下观察
性质不同	身体组织增生形成的赘生物，以纤维母细胞增生为主，属于结缔组织增生，是良性组织	有良、恶性之分，所有长在直肠黏膜上任何可见的突起，无论大小、形状及组织类型如何，均称为直肠息肉，需要进一步检查诊断

5 怎样区分肛乳头瘤与痔疮

肛乳头瘤与痔疮均长在肛管位置，肛乳头瘤长在齿线区，齿线上面是内

痔，下面是外痔，但内外痔常连在一起称为混合痔，肛乳头瘤也跟混合痔盘根错节地长在一起，可根据性状和症状鉴别。

	肛乳头瘤	痔疮
性状和症状不同	以增生为主，肛乳头瘤以纤维化为特点，质硬，不易出血	以增生为主，混合痔以血管曲张为特点，内痔部分柔软易出血，外痔部分属于皮肤增生，容易出现水肿血栓，以急性发作为主
处理方法不同	一般不需要特殊处理，脱出后可手术切除，根据伴随疾病一起治疗，多在手术时一同切除	根据便血、水肿、疼痛等发作情况具体用药，反复发作考虑手术治疗

6 怎样区分肛乳头瘤与肛门癌

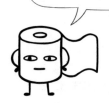

　　肛门癌是发生于齿线下方的为恶性肿瘤，发病率较低。较常见的是发生于肛门及肛管的鳞状细胞癌，常因复杂肛瘘反复发作、手术瘢痕及化脓性汗腺炎等慢性长期刺激损伤引起。肛门癌常有肛门部位不适和瘙痒，早期容易与肛乳头瘤混淆。

　　肛门癌初期为慢性生长的肿物，质地较硬，中老年人多见。后期肿物破溃可形成溃疡，局部有触痛，分泌物较稀，可伴擦血。溃疡底部有灰白色坏死组织，周边外翻及颗粒状结节，很容易结痂出血。可伴有淋巴结转移。

　　而肛乳头瘤为良性增生，中青年多见，没有明显症状。两者之间通过局部检查可鉴别。

7 怎样区分肛乳头瘤与直肠癌

直肠癌是指从齿状线至直肠乙状结肠交界处之间的癌，是消化道最常见的恶性肿瘤之一。按照形态学可分为溃疡型、隆起型、浸润型，按解剖部位可分为低位直肠癌、中位直肠癌、高位直肠癌。

直肠癌早期可没有症状，随着肿瘤生长会出现排便习惯改变、血便、脓血便、里急后重、便秘与腹泻交替出现等症状。指诊检查时低位直肠癌（5cm以下）容易与肛乳头瘤混淆，注意部位不同可轻易鉴别，不能确诊时需要进行肛门镜或者电子结肠镜进一步诊断。

8 肛乳头瘤需要立即切除吗

发现肛乳头瘤不用着急，也不用慌，先分析一下具体情况。比较小的肛乳头瘤没有任何症状时不用处理，也不要因为害怕癌变就要求手术切除。肛乳头瘤是100%的良性增生，不会癌变。盲目切除后在伤口愈合过程中因为炎性刺激还可能再出现肛乳头增生。当发现小的肛乳头瘤时欣然接受它，注意饮食排便规律即可。

当肛乳头瘤长大后着急脱出肛门外，每次排便时需要用手回纳，或者伴有症状影响生活质量时再考虑手术切除。对于较大或者特大肛乳头瘤，手术切除后送病理，可减少误诊。

9 什么情况下肛乳头瘤必须要手术

临床上肛乳头瘤常伴混合痔、肛裂等其他肛周疾病一起反复发作，当肛乳头瘤反复脱出肛门时，常伴有混合痔或者肛裂的反复疼痛、出血、水肿嵌顿，这时就必须考虑手术切除了。

10 肛乳头瘤什么手术方法最好

肛乳头瘤的手术治疗非常简单，直接从基底部予以切除或结扎就可以。

11 肛乳头瘤术后怎样换药

切除的肛乳头瘤基底部创面比较小，一般不用特殊换药。一般3周左右创面完全愈合，偶有便后少量擦血是正常现象，可以用痔疮栓剂纳肛，每天一次，用5天即可。注意保持大便通畅，清淡饮食，便后温水冲洗屁股，保持肛门干燥清洁。

12 怎样预防肛乳头瘤复发

● 平素注意锻炼身体，增强体质，练习提肛运动，加强肛门局部的抗病能力，预防肛乳头肥大及感染。

- 保持肛门清洁，勤换内裤，避免久坐及熬夜，注意生活规律。
- 注意饮食清淡，避免腹泻或者便秘发生，可减少肛乳头瘤增生。
- 积极防治混合痔、肛裂、肛隐窝炎、肛周脓肿等其他肛肠疾病。

肛窦炎

Anal Sinusitis

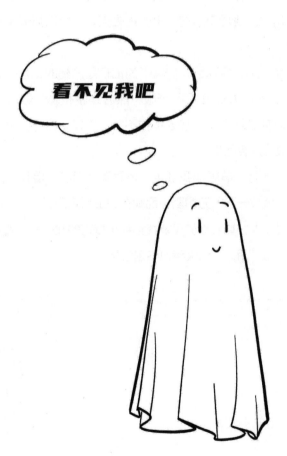

肛窦炎自述

有一种中国特有的动物，头脸像马，角像鹿，颈像骆驼，尾像驴，对，是"四不像"，大名叫"麋鹿"。我就是一个四不像，有人认为我是"马"，有人认为我是"鹿"。

我到底是什么呢？有人说能看到我，那是不可能的，什么前突、黏膜松弛，那都不是我。我是无形的，来无影去无踪，所以你们不可能看到我。

虽然见不到我的影，但我给人们留下的记忆是深刻的，有些人甚至为了我而轻生。我先让人们肛门不舒服，然后是腰和腿，最后摧毁精神。其实人就怕时刻心神不宁，我会不依不饶，不轻易离开。也许我会暂时离开，但很快我还会回来。

大家对我恨之入骨，总想把我赶走，还跟我动刀子，但我一点都不怕，可怜的肛门无辜被一刀一刀切割，而我在边上看热闹。

听着好像我很吓人，其实你如果能找到那个真正的我——"麋鹿"，别把我当成"马"或"鹿"，制服我也不是难事。

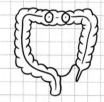

1 肛窦炎是哪些病的统称

教科书上的肛窦炎（英文名Anal sinusitis）是真正的肛窦发炎，是肛窦发生的细菌性感染，这种情况在临床极其少见。这里介绍的肛窦炎特指以肛门坠胀为主要症状的一系列肛门不适综合征，因为叫肛窦炎，可以理解为肛窦的慢性炎症。临床上的肛门神经痛、肛门神经官能症、肛门直肠癔病、肛门坠胀、功能性肛门直肠痛、幻肛痛、直肠前突、直肠黏膜松弛等，基本都是这个病。

这么多名称，为什么统称为肛窦炎，一是约定俗成，二是国际上有这个病的分类，所以我们姑且这样称它。但千万不要望文生义，非要去看看肛窦有没有发炎，用抗生素去治疗。

2 肛窦炎好发于哪些人群

本病除了儿童，不同年龄均可发病。

- ↘ 20～40岁，男性为主。
- ↘ 40～60岁，女性为主。
- ↘ 60岁以上，男女发病率相当。其中40～60岁是最主要的发病年龄段，也是病情最重的年龄段。

所以，只要你不是儿童，什么年龄发病都属于正常，不用觉得自己有多特殊。到目前为止，尚没有发现儿童患病，但20岁后的年轻人发病率有增高趋势。40～60岁年龄段的女性正好与更年期重叠，所以不仅高发，而且症状比较重，多数合并精神和神经症状。80岁以上老年患者发病也不少，这些患者不仅有肛门症状，还合并尿频、失眠、便秘和精神抑郁症状，成为老年人健康的主要"杀手"。

3 肛窦炎可能的发病原因有哪些

就像我们不清楚肠道炎症的原因一样，肛窦炎的病因也很难查找。

炎症是活体组织对损伤因子所产生的防御反应。在炎症过程中，一方面损伤因子直接或间接造成组织和细胞的破坏，另一方面通过炎症充血和渗出反应，以稀释、杀伤和包围损伤因子。

炎症的发生，一方面提示身体组织受到了侵袭，另一方面，在这一侵袭与防御的战斗中，也会连累局部组织。炎症反应出现的充血、水肿和渗出就是局部组织付出的代价，同时也产生了临床症状。

目前还不能完全明确肛窦炎的损伤因子是什么，但主要有以下几方面。

（1）组织"缺陷"　人类正常有6~8个肛窦，呈倒置的漏斗状"囊袋"，上口朝向肠腔的内上方，窝底伸向外下方，在窝底有肛腺的开口，比较大而恒定的肛隐窝通常在肛管的后壁，据统计临床上肛窦炎的发病率有85%位于肛管后方，13%发生于前方。

（2）肠道菌群失调　人体的肠道有四道屏障，分别是黏液屏障、微生物屏障、黏膜屏障和肌肉屏障。当肠道菌群失调，微生物屏障功能下降或丧失，加上肛窦没有黏膜屏障，四道屏障失去两道，极易受到肠道有害物攻击而发病。菌群失调后，有害菌和条件致病菌大量繁殖，刺激肛窦发炎。腹泻时若乱用抗生素，当心引发肛窦炎。

（3）大便异常　粪便干燥会机械性损伤肛窦，导致发炎。而腹泻时肠道菌群失调，会导致有害菌和条件致病菌大量繁殖，刺激肛窦发炎。

（4）饮食　过食辛辣、油腻食物或过量饮酒，易导致末梢血管充血，刺激肛窦发炎。

（5）**精神**　忧郁，心脾不和；愤怒，肝胆湿热下注。精神因素也会引起身体健康问题，刺激肛窦炎症。

（6）**损伤**　局部的损伤包括各种痔、肛瘘、肛裂、肛乳头瘤手术等。损伤范围过大，瘢痕过重，易导致肛窦发炎。腰骶手术，如腰椎间盘脱出手术，损伤腰骶神经。

（7）**激素水平下降**　多见于更年期女性患者。盆腔存在大量雌激素受体，雌激素水平下降后，导致局部器官功能下降，血运障碍。

中医学认为，导致湿热下注、气滞血瘀、中气下陷的各种原因都可能引起肛窦发炎。

4 痔疮手术会引起肛窦炎吗

按理讲痔疮手术与肛窦炎没有什么关联，但事实上，痔疮手术后的确会出现类似肛窦炎的症状。

传统的外剥内扎手术很少发生这种情况，注射疗法术后易发生肛窦炎，特别是目前临床上所谓的"微创"手术——吻合器痔上黏膜环切术（PPH）。

术后出现哪些症状是发生了肛窦炎呢？肛门下坠、疼痛和便意刺激。一般发生在手术2周后，症状持续不缓解，平卧轻，下午重，便前轻，便后重。肛门内触及瘢痕环，并有明显压痛。日久会出现抑郁症状。

什么原因会出现这样的情况，是因为PPH吻合口上的钛钉刺激吗？这种痔疮治疗术式术后吻合钉很大一部分不会自行脱落。问题其实出在吻合口的瘢痕上，这种瘢痕不仅可能造成直肠狭窄，还会造成持续的肛门和直肠坠胀、疼痛。

肛窦炎是肛窦发炎化脓吗

这个病如果真是肛窦发炎化脓就简单了，但这里所介绍的肛窦炎比发炎化脓要复杂得多。

人体的炎症有很多原因，并不是所有炎症都是细菌或病毒感染，人体很多慢性炎症其实是免疫系统识别出了问题，免疫细胞把正常的细胞组织当异物来杀灭，其实就是自己的免疫系统和自身打架，局部表现出组织水肿或溃疡。肛窦炎的病理改变应该是这样的慢性炎症反应。

对于肛窦炎的诊断，肛窦部位是否红肿或化脓不是必要依据，只要是不明原因的慢性肛门坠胀和疼痛就可以纳入诊断。

肛窦炎是直肠前突引起的吗

肛窦炎的症状是肛门坠胀，临床把这一症状归到直肠前突上，从而行手术治疗。其实这是完全错误的。如果说直肠前突是病，那么只有不到10%的直肠前突是便秘的原因。

临床接诊的很多肛窦炎患者之前都被诊断为直肠前突做了手术。为什么会出现这一现象？因为有一项检查的临床运用，造成了这个病的众多"冤假错案"。这项检查的名称叫"排粪造影"，不论男女，报告无一例外都会给出"直肠前突"的诊断。如果你有肛门坠胀，不要做这样的检查，可能会误导治疗，可以做肠镜检查辅助诊断。

7 肛窦炎有哪些具体症状

（1）局部症状

坠胀： 这是肛窦炎共有和最主要的症状。肛门沉重、下坠，平躺减轻，站立或行走加重。上午轻，下午重。这主要是肛窦内内脏感觉神经受刺激所致。

疼痛： 部分患者出现肛门疼痛症状，严重时如火烧样。排便后加重。但痛点模糊，局部指检压痛感不明显。这是肛窦内的体神经受刺激所致。

异物感： 局部总感觉有异物刺激，有时如虫爬，有时会瘙痒。

便意感： 总感觉有大便，但又排不出，或排出后感觉仍存。这是排便感受器持续受炎症刺激所致。

潮湿瘙痒： 肛门潮湿，瘙痒感，但这种瘙痒不像肛门瘙痒症那样典型，难以手抓止痒。

（2）放射症状　肛窦炎引起的疼痛不仅出现在肛门局部，还会向外放射。如可通过阴部内神经和第三、四骶神经向尿生殖器部放射，通过髂腹下神经和肛尾神经向骶骨和尾骨放射，或通过坐骨神经向下肢放射。此外，它还可以引起消化道和泌尿系统症状，如消化不良、排气多、便秘和小便频等。

（3）精神症状　有大约15%的肛窦炎患者合并精神症状，病程超过1年以上的，比例超过1/3。

精神症状也表现出多样性，如紧张、焦虑、多疑、失眠、轻生等。每次叙述病情主次难分，前后矛盾，情绪极不稳定，易于激动，就诊频繁。症状可随情绪波动变化、加重。

8 肛窦炎为什么会引起精神障碍

约30%的肛窦炎患者合并精神障碍，出现紧张、焦虑、多疑、失眠、轻生等情绪。这些患者对工作、生活失去兴趣，整天对自己的疾病胡思乱想。有些患者全国到处求医，自己的人生崩溃，家庭也出现破裂。

这是肛窦炎长期痛苦折磨造成的抑郁，还是本身存在抑郁造成的肛窦炎症状，目前还很难说。疼痛与抑郁本来就是高度纠缠错结，共同恶化躯体及心理症状，导致功能转归不佳、症状持续时间延长。多项研究在神经通路及生理进程层面探讨了抑郁与疼痛的相关性。抑郁可视为脑内的一种炎性反应，由促炎性细胞因子诱发，这些因子也可诱发疼痛，而抑郁症状的存在可降低个体对疼痛的耐受力。研究显示，75%的抑郁症状人群合并躯体疼痛，92%的抑郁症状患者至少有一个躯体疼痛部位，72%有2个以上疼痛部位。躯体疼痛影响患者的抑郁严重程度和生活质量。抑郁症状的躯体疼痛痛阈比较低，抑郁程度与疼痛敏感性有关。

为何中年女性合并精神障碍比例高？国外研究显示，女性的疼痛阈值比男性低，耐受性差，女性更容易合并有抑郁症状和躯体疼痛。可能是因为女性身体内雌激素和孕激素水平高，导致疼痛高敏感状态。

考虑到疼痛与抑郁的密切关系，临床治疗杠窦炎时仅处理其中一方面是不够的，需同时加以解决。

9 肛窦炎会引起便秘吗

肛窦炎会造成排便障碍，但不会造成大便干燥。

肛窦炎患者会频繁出现便意感，总想排便，但去厕所又排不出，扰乱了正常的排便规律，日久就会出现排便困难。

排便的核心组织是排便感受器，这些神经末梢分布在肛门和直肠交界线（齿线）上下约4cm范围内的肛管和黏膜下，肛窦正好位于排便感受器的核心地带，长期的慢性炎症刺激造成排便感受器的功能破坏，分不清是炎症还是粪便刺激，最终造成敏感性下降，无法发动充分的排便反射动作，造成排便困难。

"知识卡"

大便不干燥就不是便秘吗

　　仅凭大便干燥与否就能判断是否便秘吗？答案显然是否定的。大便干燥仅仅是便秘的一个临床表现，而便秘作为一个临床症候群，其临床表现除了大便干燥，还包括大便量太少、太硬，排出困难。排便困难合并一些特殊症候群，如长期用力排便、直肠胀感、排便不完全感或需手法帮助排便。7天内排大便次数少于2～3次。简单来说，就是不能日排，或经常排出不畅、不尽、不爽。

　　如果我们把诊断便秘的标准进行量化，那么在过去的12个月中，持续或累积至少12周并有下列2个或2个以上症状：

　　□ 4次大便至少一次是过度用力

　　□ 4次大便至少一次感觉排空不畅

　　□ 4次大便至少一次为硬梗或颗粒状

　　□ 4次大便至少一次有肛门直肠梗阻感或阻塞感

　　□ 4次大便至少一次需手法帮助

　　□ 每周大便次数少于3次，日排便量小于35克

　　不存在稀便，也不符合IBS（肠易激综合征）的诊断标准。

　　对照一下上面的症状，是不是属于便秘相信您很容易就能判断了。

10° 肛窦炎会引起肛周脓肿吗

　　这个问题其实是概念上的混乱造成的，教科书上的肛窦炎就是指肛窦细菌性感染化脓，如果没有获得及时的治疗，部分患者会出现肛周脓肿。但事实在临床中这样的肛窦炎极其罕见，大量的临床病例是非特异性慢性炎症性改变，不是细菌感染，所以不会形成肛周脓肿。因此在治疗上不能把使用抗生素作为治疗手段。

　　虽然说从疾病转化上没有变成肛周脓肿的可能，但决不能因此轻视对肛窦炎及时合理的治疗。

肛窦炎的轻重程度是如何划分的

不同阶段的肛窦炎症状特点不同，治疗方法也不同，所以有必要进行临床分期。

（1）**轻症期** 以肛门和直肠局部症状为主，主要表现为肛门坠胀、便意感强或疼痛等，不影响工作和生活，时轻时重。年轻人多为这一期。

（2）**中期** 局部症状加重，经常不能忍受，同时合并向腰和下肢放射症状，一些患者合并尿频和便意等泌尿和消化道症状。老年人多为这一期。

（3）**重症期** 局部症状、放射症状及精神症状全具备，而以精神异常为主要痛苦表现。50岁左右女性患者多为这一期。

3个分期表明的是疾病的轻重程度，越往后治疗难度越大，但并不一定表现疾病的发展顺序，有些患者一直是轻症期，有些患者发病即进入重症期。

怎样预防肛窦炎复发

肛窦炎难治的原因之一在于其非常容易复发，可以通过什么方法来预防或减少复发呢？

（1）**药物不能骤停** 通过吃药症状缓解或消失，这个时候不要高兴得太早，不能马上把所有的药物全部停掉。即使没有症状也应该再继续用药1~2个月巩固，然后再逐步减药，具体应在医生指导下进行。

（2）**好习惯应坚持** 这点非常重要，发病和治疗期间，患者会注意保持较好的饮食和生活习惯。如果好转后又恢复到发病之前的不健康生活状态易致复发。

（3）**症状抬头勿慌** 症状有反复时不要马上紧张起来，认为复发了，心理承受不了。要认识到肛窦炎就有这样的特点，复发也是正常的。只要我们坦然面对，积极配合治疗，再次康复一点问题也没有。这个时候信心比药物更重要。

（4）**其他注意事项**　多食新鲜蔬菜和水果，忌寒凉、生冷食品，以及煎炸、辛辣刺激性食品。如有便秘可食高纤维食物，腹泻改为少渣饮食，避免刺激性食物。忌饮酒和吸烟，因为烟酒中的有害物质会刺激肠黏膜。多行体育活动（如散步、游泳等）来调节自主神经。

13　诊断肛窦炎需要做哪些检查

客观讲，肛窦炎的检查是件很难的事，不是操作问题，而是慢性肛窦炎很少有明显的阳性体征。很多患者得病后到处看，到处查，得到的诊断结果都不一样。因为没有阳性体征，所以诊断只能靠症状描述来对号入座。一个症状可以有多种疾病引起，结果就出现了各种说法。

可以做一些排除和鉴别性的检查，比如肛门指诊、肛镜和肠镜、局部B超或者CT。但不要做排粪造影，做完这个检查会出现千篇一律的结果——前突和黏膜松弛，最后医生建议做手术，如果真的做了手术，基本是越治越重。

14　怎样区分肛窦炎与肛管炎

从部位上两者相近，症状特点有一定相似之处，但区别较明显。

肛管炎以疼痛和烧灼样为主要表现，伴轻度下坠，排便时明显加重，或伴少量擦血。肛门镜下可见肛管充血红肿，甚至糜烂。这是主要区别点。

> 肛窦炎的症状比肛管炎重，变化多，一般在局部见不到明显炎症改变。

15° 怎样区分肛窦炎与慢性直肠炎

慢性直肠炎以直肠黏膜炎症刺激症状为主，主要表现为轻度下坠、里急后重，便意频，大便不成形，或夹黏膜或少量不新鲜的血。肠镜可见肠黏膜充血水肿。时轻时重，反复发作，一般不影响工作和生活，也不影响睡眠和进食。

肛窦炎的坠胀程度要重，没有直肠炎的其他症状。

区别肛窦炎和肛管炎及直肠炎的意义在于治疗方法不同，比如美沙拉嗪可以治疗肛管炎和直肠炎，但对肛窦炎就没有效果。中药治疗方药也不同。

16° 怎样区分肛窦炎与慢性肛门直肠痛

两者都是以肛门和直肠的不适为表现，但慢性肛门直肠痛以短时间出现反复发作为特点，而肛窦炎是持续的不适感。

慢性肛门直肠痛的特点如下。

- 出现时间没有规律，多以夜间为主，可以疼痛致醒。
- 发作时间不确定，可几天内发作一次，也可几年内发作一次。
- 胀、疼痛或强烈排便感为特点。
- 发作时持续至少20min，排便后可以缓解。
- 发作时肛管和乙状结肠压力均升高。
- 发作结束后疼痛会完全消失如常人，直到下一次发作。

> 排除缺血、炎性肠病、隐窝炎、肌间脓肿、肛裂、痔疮、前列腺炎和尾骨痛等其他原因，慢性肛门直肠痛病因多与精神紧张、疲劳和心理障碍有关，其机制可能源于交感兴奋，平滑肌异常收缩。

17　肛窦炎能治愈吗

肛窦炎的治疗是个医学难题，具体治疗方向也存在很大分歧，如手术、消炎、消肿、灌肠、封闭、激素治疗等，有没有临床效果都很难说，更谈不上治愈了，那这个病就没有办法治疗了吗？当然有。

按照前面分期，最有可能治愈的是轻症期和中期，这部分患者如果治疗及时合理，第一步缓解和控制症状，第二步巩固疗效，第三步防止复发，最终有50%以上的患者可以治愈。对于重症期的患者，由于合并精神障碍，治疗难度比较大，治疗周期也比较长，但也不是没有可能治愈，目前还没有准确数据来说明治愈情况。

> 不管结果如何，患者配合是非常重要的，如果没有积极乐观的心态，治愈的可能性是非常小的。

18　肛窦炎能手术治疗吗

把肛窦炎当成脓肿、痔疮、直肠前突和直肠黏膜内脱垂来手术是错误的，作为患者一定要规避和拒绝。但可以针对肛窦炎做一些简易的外科治疗。

（1）**长强穴药物封闭和埋线**　直接将药物注射在长强穴，需要多次注射。注射药物主要有四类，激素类可以用泼尼松龙，活血类可用当归注射液，神经和肌肉营养类用维生素B_1、维生素B_{12}，再加麻醉药物利多卡因等。埋线法则用注射器抽取利多卡因和庆大霉素，将1cm羊肠线放入针头前端。常规消毒，左手插入肛门作引导，右手持针自尾骨尖方向缓慢推进2~3cm，待患者自觉有酸、麻、胀、重等得气感觉，回抽无血，推出药物，同时也将羊肠线注射局部组织中。

长强穴位于尾骨端与肛门连线的中点。中医学认为肛门疾病皆由气血不调、脉络瘀滞、蕴生湿热而成。长强穴为督脉之穴，《难经》有"督脉者起于下极之俞，并于脊里，入于脑"的论述，这与现代医学中大脑为肛门排便高级中枢，脊髓、腰骶部为肛门排便初级中枢理论相吻合。通过刺激长强穴，可刺激副交感神经兴奋、反射性调节交感神经功能，兴奋大脑皮质促进自主兴奋，使感到疼痛的部位受到约束并消除其他症状。

（2）**针刺**　以长强穴为主穴，配合承山、大肠俞、大椎、合谷、委中等。针刺长强等穴，可增加肠蠕动，减少粪便在直肠的停留时间，从而促进直肠静脉的血液回流，改善局部血液循环，提高损伤组织的新陈代谢，促进炎性水肿的吸收，减少疼痛性刺激的传入而达到止痛效果。

（3）**肛窦药物注射**　笔者采取将药物直接注射在肛窦处的治疗方法取得一定效果。药物有罗哌卡因、泼尼松龙、维生素B$_{12}$等。

19 哪些药物可以治疗肛窦炎

（1）**适当的抗炎治疗**　在药品的选择和用药时间上要把握好。绝对不能滥用抗生素。对于疼痛感明显者，可以用硫酸依替米星，每日300mg，静脉点滴，连续3天。

（2）**改善微循环药物**　如迈之灵、地奥司明片等。

（3）**神经营养药物**　如维生素B$_1$、维生素B$_{12}$、谷维素等。

（4）**局部用药**　复方角菜酸酯栓、柳氮磺胺吡啶栓、美沙拉嗪栓等。

（5）**补充雌激素**　如己烯雌酚、结合雌激素片、金朵康、佳蓉片、大豆异黄酮，或核桃、松仁、红薯也有类似效果。

（6）**抗紧张和抗抑郁药物**　如地西泮、氟哌噻吨美利曲辛片等。

20. 肛窦炎可采用哪些中药治疗

根据分期采取不同的中药治疗处方，推荐笔者长期临床使用的经验方，患者可根据自己的情况参考选用。

轻症期： 桃仁10g，红花10g，当归15g，生地10g，白芍15g，赤芍10g，川芎10g，黄芩10g，炙甘草10g，水煎内服。

中期： 白芍15g，川芎10g，当归10g，白芷15g，防风10g，羌活15g，桃仁10g，红花10g，细辛3g，水煎内服。

重症期： 白芍15g，川芎10g，柏子仁15g，葛根10g，红花10g，细辛3g，鸡血藤15g，煅牡蛎30g，珍珠母30g，水煎内服。

每剂药一天，分上下午两次，饭后1小时服用，14天一个疗程，连服2个疗程。中药可以单独服用，也可以与成药一起用。

21. 如何纠正肛窦炎患者的心理误区

误区一：查明原因

总想搞清楚自己患的是什么病，开始可能是上网查询、对号入座，后来就到处求医。曾经有个患者来看门诊时，已经跑了大半个中国，看了20多个专家，做了各种检查，但最后没有一个结论让她满意。

纠正： 肛窦炎属于慢性炎症范畴，就像慢性胃炎、肠炎一样，原因不明。除了必要的检查，如局部指诊、肛检、CT或肠镜等，用于排除溃疡、肿瘤外，反复、过多的检查只会增加患者痛苦，带给患者更多的失望。在就医时不要频繁更换医生，一个医生一个说法，只会带给患者认识上更大的混乱。

误区二：马上治愈

有些患者放弃了工作、放弃了家庭，全力以赴来治病。每天除了睡觉，其他时间把注意力都放在治病上，总是滔滔不绝地诉说自己的痛苦，希望自己的病能马上治好。

纠正：要树立慢病意识，有句话叫"病来如山倒，病去如抽丝"，急躁的心态只会放大本病的危害。其实炎症本身对人体危害性不大，由炎症刺激局部神经导致的各种不适症状是最大的危害。平时要尽量分散对它的注意力，恢复正常的工作、生活和学习，用积极的心态来面对，最终是完全可以战胜它的。

误区三：手术治疗

曾经有两例患者，来到门诊没有别的要求，就是要做手术，说自己某部位疼痛，把它切了就好了。很多患者都有这样的想法，把手术看作是自己的救命稻草。

纠正：这绝对是个误区，手术不是本病的治疗选择，盲目手术有可能会加重病情。患者渴望尽快康复的心情可以理解，但医生不能对患者的任何要求都给予满足。

第七章

肛门瘙痒症

Anal Pruritus

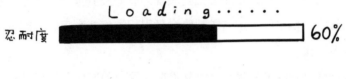

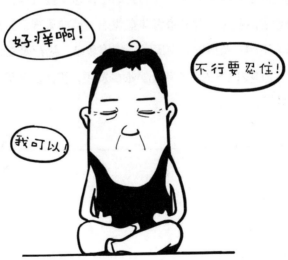

肛门瘙痒症自述

提到瘙痒，恐怕人人都经历过，痒到痛彻心扉，痒到难以忍受，就像千万只蚂蚁爬。发生在肛门周围的瘙痒，常在夜深人静、酣然入梦时作怪，痒得你咬牙切齿，夜不能寐，瑟瑟发抖。**挠一挠行吗？** 不行，忍住，忍住，不能挠，越挠痒得越厉害。

我叫**肛门瘙痒症**，是发生在肛肠科常见的一种皮肤病，由多种原因引起的一种神经功能障碍性皮肤病变，中医学称为胸痒、谷道痒，英文名叫Anal pruritus。瘙痒部位以肛门周围为主，也向前延至阴囊、会阴部，向后至臀沟两侧。临床上主要表现为肛周皮肤瘙痒、潮湿、皲裂，患处因瘙痒抓伤破溃，皮肤皲裂糜烂又引起灼痛或刺痛，严重者坐卧不宁，夜不能寐。

这难言之隐部位的痒，缠绵又难愈，易反复发作，病程较长。严重影响患者生活质量，部分患者伴有焦虑、精神紧张、失眠等精神改变。发病病因不明，有继发，有原发，病因复杂，治疗难度相对较大。中老年多发，**20岁**以下的青年和儿童很少发生。男比女多见，习惯安静和久坐之人多发。

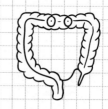

1 肛周为什么会出现瘙痒

肛门瘙痒与肛周独特的解剖位置有关，肛缘皮肤多毛发、腺体丰富、皱褶多，容易藏污纳垢，又受粪便、肠黏液、腺体分泌物、肛周疾病分泌物等污染物刺激。因此出现皮肤炎症、湿疹、瘙痒，日久会出现色素沉着、皮肤皮革样变，或皲裂、疼痛、出血。常见原因如下。

（1）**卫生差**　患者的局部卫生不良，不注意清洗，使粪便对皮肤造成严重的刺激。

（2）**粪便刺激**　人粪便中的化学物质、细菌、外毒素和粪臭素、吲哚等均可刺激肛门周围的皮肤。

（3）**通气性差**　久坐、肥胖之人会出现肛门潮湿、汗出过多，不能及时通气清理，容易形成慢性炎症出现瘙痒不适。

（4）**阴道分泌物过多**　女性阴道分泌物过多，流向肛门，刺激周围的皮肤，导致肛门周围瘙痒。

（5）**着装不良**　衣裤过于窄小，或化纤织物粗糙，衣物与皮肤摩擦，汗液不易散发，诱发肛门瘙痒。

2 肛门瘙痒症为何夜间比较重

灯光柔和，月色朦胧，树影婆娑，夜晚静悄悄地来临，躺在温暖的被窝里，身体的劳累慢慢退去，渐渐进入梦乡。可此时偏偏肛门痒、痒、痒，如虫爬，如蚁行，让人辗转难眠。肛门瘙痒症为何夜间加重？

现代医学研究证明，糖皮质激素有抗炎抗过敏的作用，能明显改善皮肤病的瘙痒等症状，并提示皮肤病夜间瘙痒加重可能与夜间糖皮质激素分泌的减少有关。血液中糖皮质激素的浓度在一天中变化很大，且有一定的规律，早晨6~8时血中水平最高，之后逐渐下降，到了22~24时，激素水平降至最低水平。另有研究表明，瘙痒发病时间在17：50～凌晨2：35之间，其发作高峰为夜间22时左右，恰好与糖皮质激素分泌最低期吻合。另外，19：00时之后，内分泌变化让人情绪焦躁，血压偏高，注意力也集中到肛门瘙痒不适上，焦虑心情也会让瘙痒感觉加重。

中医学认为瘙痒夜间加重与卫气关系密切，皮肤病瘙痒与风、热、湿等邪气客于肌表所致有关。《素问·痹论》中提到："卫者，水谷之悍气也，其气慓疾滑利，不能入于脉也，故循皮肤之中，分肉之间，熏于肓膜，散于胸膛。"卫气属阳，多行于脉外肌腠之间，外合皮毛肌肉，与经络相交贯通。其性强悍刚烈，能温养保护内外一切脏器组织。当肌表卫气充足时，皮肤能得到滋养，在皮肤中的邪气也会受到抑制，邪气引起的瘙痒感就会减轻。但是卫气在一天中是不断变化的，白天卫气主要运行于体表阳经，夜间主要运行于体内阴经。在白天，卫气行于皮肤肌表，可抗击肌表中的风寒湿热等邪气，邪气受到正气克制，因此症状表现不明显；而到了夜间，卫气内收于五脏，不在肌表，肌表邪气无以抗衡，邪气正盛，因而瘙痒症状就明显了。

3　肛门瘙痒症是过敏引起的吗

过敏或者过敏体质容易诱发或加重肛门瘙痒症，但并不是所有的肛门瘙痒症都是过敏引起的。痒是一种特殊的不适感觉，是由于位于肛门表皮及真皮浅层的游离神经末梢受到物理、化学等因素的刺激后，释放肛门组胺、激肽和蛋白酶等化学介质，这些介质作用于神经末梢引起冲动而产生痒觉。

本病发病原因较为复杂，是内、外因素之间的相互作用。外在因素主要有干燥、炎热、多汗及接触皮毛、植物等过敏物，可以诱发肛门瘙痒症的发生。有些食物比如海鲜、牛羊肉、辛辣刺激等也可加重瘙痒的程度。内在因素如失眠、精神紧张、过度疲劳等精神改变，或慢性消化系统疾病、胃肠道功能障碍、内分泌功能失调等因素，均可造成肛门瘙痒，或加重瘙痒的程度。

4 哪些疾病会引起肛门瘙痒

肛门部位隐蔽，导致肛门瘙痒发生的疾病较多，原因复杂。肛门、肛管、直肠、结肠、小肠疾病导致肠道分泌物增多，渗液溢出后刺激肛门是导致肛门瘙痒的一些常见原因。另外，肛周疾病如混合痔脱出、肛瘘、肛裂、直肠脱垂、肛门失禁等各种疾病反复发作，会使肛门分泌物的量显著增加，肛周变得十分潮湿。导致肛门瘙痒症的常见疾病如下。

（1）**肠道菌群失调**　各种肠道炎症、肠易激综合征或者便秘时出现肠道菌群失调，肠道腐败菌大量繁殖，肠内毒素增加，在粪便排出时刺激肛周皮肤。尤其腹泻时排便次数增多加重刺激更易出现瘙痒。

（2）**肛周皮肤病变**　肛周湿疹、皮炎、疣癣、性病及皮脂腺分泌的脂肪、蛋白质堆积。粪便留存于肛门周围皮肤皱褶处，刺激本身病变的皮肤更易出现瘙痒。

（3）**肛门直肠疾病**　如痔、肛裂、肛瘘、肛窦炎、肛乳头肥大、直肠溃疡、直肠癌等。

（4）**内分泌和代谢性疾病**　糖尿病、尿崩症、甲状腺功能亢进症、痛风、女性及男性更年期等。

（5）**肝肾病、梗阻胆道疾病**　胆汁性肝硬化、慢性肾盂肾炎及慢性肾小球肾炎所致的慢性肾功能衰竭。

（6）**寄生虫**　如蛲虫、血吸虫、钩虫、蛔虫，特别是蛲虫，雌性蛲虫蠕出肛门排卵形成机械性刺激引起肛门瘙痒。

（7）**其他少见疾病**　如恶性肿瘤、霍奇金病、胃癌、结肠癌、白血病等，某些神经性疾病如神经衰弱、焦虑症等也会出现肛门瘙痒症状。

5 HPV感染会造成肛门瘙痒吗

人乳头瘤病毒（HPV）是一种球形DNA病毒，能引起人体皮肤黏膜的鳞状卜皮增生。目前已分离出130多种HPV病毒，其中HPV-6、11、13、32、34、40、42、43、44、53、54等与感染生殖器、肛门、口咽部、食道黏膜相关。近年来HPV感染造成的性病中尖锐湿疣的发病率迅速上升，也出现了HPV感染宫颈癌比例的升高，有文献报道约91%的肛门癌与HPV感染有关。

临床上发现HPV感染病程具有自限性，多数HPV感染是短暂的，可自然消退，部分反复发作、持续存在，甚至少部分发展成癌。肛门尖锐湿疣是肛门生殖器HPV感染的一种显性表现，以灰白色丘疹为主，单个或群集分布，湿润柔软，表面凹凸不平，呈乳头样、鸡冠状或菜花样突起，易糜烂渗液，触之易出血。因渗液或者异物摩擦刺激会出现瘙痒症状，也容易与外痔混淆。一旦短时间内发现多个异常增生，建议就诊。对于健康人而言，注射疫苗预防感染是最佳选择。

6 肛门瘙痒症会癌变吗

肛门瘙痒症本身是不会癌变的，但是引起肛门瘙痒症的肛周疾病长期不治疗是有癌变可能的。另外，其他肛周癌症也会出现肛门瘙痒症状，需要医生进行临床诊断鉴别。

7 怎样预防肛门瘙痒症

- 多吃新鲜的水果蔬菜，禁食刺激性强的食物，如酒、辣椒、浓茶等。
- 养成良好的卫生习惯，勤洗澡，勤换衣裤，便后清洗屁股，保持肛门清洁干爽。
- 改善居住环境，避免居住在过于阴暗潮湿的房屋。注意劳逸结合，保持心情放松愉快。

● 避免久坐、摩擦、暴力搔抓、热水烫洗及使用碱性肥皂清洗肛门局部。

8 自我诊断肛门瘙痒症的要点是什么

（1）**痒**　肛门瘙痒的特点一是程度重。有的患者形容瘙痒严重时要用热水烫洗半小时，直到皮肤发红麻木为止，这样会越烫越厉害，加重皮损增生肥厚。二是顽固。用尽各种止痒药物，效果都不明显，即使有效也易复发。三是便后和夜间盛。便后粪便和分泌物刺激，会立刻引起瘙痒，夜间瘙痒加重时会不自觉将其挠破。

（2）**疼痛**　瘙痒日久会导致皮损，出现肛周皮肤皲裂，排便时牵拉或稀便及肠黏液刺激，出现轻微疼痛。

（3）**出血**　由于皮肤皲裂，便后擦拭纸上有血，一般很少滴血。

（4）**潮湿**　肛周潮湿，感觉擦便不尽，常污染内裤。

9 诊断肛门瘙痒症需要做哪些检查

临床症状：早期肛周皮肤多无明显改变，随着反复发作，局部出现皮革样改变、皮肤增厚、结痂、渗出、皲裂等。急性期可见潮红、渗液、皮疹。

根据以上临床症状追溯肛门瘙痒症的病史，将肛周的局部检查和详细的全身检查结果进行结合，还要进行必要的辅助检查，例如可做指诊和肛门镜检查排除肛门直肠疾病，可做皮肤镜检查排除真菌感染，必要时取皮损做病理检查。综合病史资料后认真分析，找到可能导致疾病的诱因，比如食物因素、各种局部用药史等，还要准确判断是局部病变因素还是全身性疾病因素。

10 怎样区分肛门瘙痒症与佩吉特病

单纯肛门瘙痒症，没有皮损变化则不用担心患佩吉特病。但肛门瘙痒症反复发作，出现皮肤增生肥厚，色素沉着，伴有皲裂、疼痛、出血等类似肛周湿疹样变化时，需要特别注意与肛周佩吉特病相鉴别。

肛周佩吉特病是一种罕见的上皮内腺癌，临床表现不典型，主要表现为肛门瘙痒，继之糜烂流黄水，文献报道肛周佩吉特病常被误诊为慢性肛周湿疹。肛周佩吉特病的组织来源尚不明确，目前有三种看法。

❶ 肛周佩吉特细胞由深层癌细胞转移而来。有些患者同时伴有直肠癌或深层的附件癌。

❷ 认为佩吉特细胞原发于肛周皮肤。

❸ 认为佩吉特细胞是由一种致癌因子作用于上皮、大汗腺和直肠腺瘤而产生。肛周佩吉特病与其他疾病的鉴别诊断主要依据是病理结果，本病的主要治疗方法是病灶局部切除术，术后辅助放化疗。

11 肛门瘙痒症可以治愈吗

肛门瘙痒症病因复杂，以原发多见，治疗难度相对较大，只要通过一些治疗手段，控制肛门瘙痒的症状就可以了。偶发瘙痒可以忌食辛辣，调理饮食，养成好的排便习惯，便后注意用温水或花椒盐水清洗肛门，保持肛门局部干燥清洁即可。

一段时间反复发作的肛门瘙痒症需要用药物治疗，洗剂、外用膏剂、口服药物配合使用，根据病情严重程度酌情用药。如果通过保守治疗仍然无法控制症状，可以考虑行手术治疗。但任何一种方法都有复发的可能，需要同时治疗原发病，做好日常防护。

反复发作的慢性肛门瘙痒症比较难治，伴有皮肤增生肥厚、皲裂出血或者挠抓感染时单一疗法很难控制症状，需要综合治疗。

12 肛门瘙痒症可以用激素药膏治疗吗

糖皮质激素类药膏在治疗肛门瘙痒症时常用，具有较好的抗炎、止痒效果，但要注意用法用量，不能长期使用，需要在医生指导下进行药物治疗。常用膏剂如下。

（1）**糠酸莫米松乳膏**　糠酸莫米松是一种强效激素，具有抗炎、抗过敏、止痒及减少渗出作用。长期使用可致皮肤萎缩、毛细血管扩张、色素沉着以及继发感染。连续使用最好不超过1周。

（2）**丁酸氢化可的松乳膏**　是一种不含卤素的糖皮质激素外用膏剂，与其他药膏相比属于中等强度糖皮质激素，比较柔和，副作用小。需要规律用药，尽量避免长期使用。

（3）**曲安奈德益康唑乳膏**　曲安奈德为糖皮质激素，益康唑为抗真菌药，合用后具有抗炎、止痒及抗过敏作用。对合并湿疹和真菌感染者效果更好。疗程不超过4周。

13 哪些坐浴药可以治疗肛门瘙痒症

坐浴疗法作为一种重要的治疗肛门瘙痒症的方法，在临床上广泛应用。在温水的作用下皮肤毛孔开放，药液中药活性成分更易穿透皮肤被吸收。除此之外温水具有透皮功效，能改善皮肤血液循环、新陈代谢，可使药力直达病所，取得较好的疗效。常用坐浴药药物如下。

（1）**祛湿止痒洗剂**　马齿苋30g，苦参30g，荆芥15g，防风10g，蝉蜕10g，白鲜皮15g，刺蒺藜15g，艾叶15g，花椒10g。水煎外洗，每次10分钟，每日2次。

（2）**简易花椒盐水**　食用花椒30粒，食盐一小勺，食醋20mL，开水冲泡，待温坐浴10分钟。

（3）**炉甘石洗剂**　炉甘石主要成分为碳酸锌，洗剂中还含有氧化锌，有收敛、止痒、抑菌和轻度防腐等作用。可以湿敷30分钟，或者20mL加半盆水坐浴10分钟。

（4）**皮肤康洗剂**　主要成分为金银花、蒲公英、马齿苋、土茯苓、大黄、赤芍、蛇床子等。可以原液涂于肛门周围搓洗后温水冲洗干净，也可以15mL加温水坐浴10分钟。

（5）**其他**　用鲜马齿苋、鲜艾叶、鲜荷叶各60g，煎汤外洗。

14° 哪些内服药可以治疗肛门瘙痒症

（1）**中西成药**　西药常口服抗组胺，如西替利嗪片、氯雷他定、咪唑斯汀缓释片。

中成药可以用湿毒清胶囊、玉屏风散、防风通圣丸等。

（2）**中药汤剂**　内服汤剂根据辨证论治主要有三种。

❶ 风热侵袭型：清热凉血、疏风止痒，代表方为凉血消风散加减。

❷ 湿热下注型：清热利湿、祛风止痒，代表方为龙胆泻肝汤加减。

❸ 血虚风盛型：养血润燥、祛风止痒，代表方为当归饮子加减。医生会根据临床经验及患者个体化症状，进行药物的适当调整。

15° 药物注射治疗肛门瘙痒症效果如何

注射疗法也是治疗肛门瘙痒症的重要手段，将药物直接注射入肛周瘙痒的皮肤下，从而发挥止痒的效果。该方法操作简便，见效快，成本低，应用广泛。常用处方如下。

（1）**笔者经验方** 醋酸曲安奈德注射液50mg、维生素B$_{12}$两支、0.5%利多卡因20mL。曲安奈德为肾上腺皮质激素类药，抗炎和抗过敏作用较强且持久，注射后数小时生效。但注射时浓度不宜过高，控制用量，糖尿病和炎症患者慎用。一般注射一次即可完全治愈，少数患者还有轻度瘙痒，可以在3个月后补充注射一次。

（2）**以亚甲蓝为代表的局部注射疗法** 局麻下亚甲蓝液做皮内注射，可对末梢神经髓质造成可逆性破坏，从而阻滞神经传导，达到止痒、止痛的效果。但该药对神经组织亲和力较强，注射后一般需20～30天神经才能自行修复，注射到肌肉组织会引起坏死感染，治疗中误注入血管可产生毒性反应。

16 肛门瘙痒症可以手术治疗吗

对一些反复药物治疗无效、病程比较长的顽固肛门瘙痒，可以考虑外科手术治疗，主要是通过手术来隔断肛门皮下神经、切除瘙痒皮肤等来治疗肛门瘙痒症。

（1）**肛门皮肤切除术** 沿肛缘由前向后做一切口，在切口外侧再做一弯形切口，将有病变皮肤包括在切口内，切口两端相连，切除两处切口之间的半月形皮肤，缝合伤口。

适合皮肤增厚者，本方法止痒效果确切，但损伤相对较重，要注意防止伤口感染。

（2）**皮下神经切断术** 于肛门两侧距肛缘5cm，各做一半弧形切口，切开皮下脂肪，将皮肤向内侧分离，显露外括约肌下缘，并向肛管内侧一直分离到肛门瓣平面。注意术中止血。外盖无菌敷料加压包扎。

本方法通过将皮下神经末梢离断，阻止神经传递而起到止痒目的，创伤轻，但术后易复发。

17° 顽固性肛门瘙痒症怎么治疗

对于顽固性肛门瘙痒症，宜采取综合疗法，单一疗法无效。临床常用中西医结合疗法，从整体出发，标本兼治，内外兼施。通过辨证论治，四诊合参，结合患者体质口服中药调和机体气血循环，协助恢复肛门的生理功能结构，减轻易感人群对肛门瘙痒症的易感性。肛门局部可采用手术治疗、注射封闭、中药坐浴及膏剂使用四步疗法来去除病变，重建患处血液循环，综合提高止痒的疗效。

另外，对于继发性肛门瘙痒症，治疗局部和全身性疾病非常重要，同时注意调节患者免疫功能，增强体质。

第八章

肛门尖锐湿疣

Anal Condyloma Acuminate

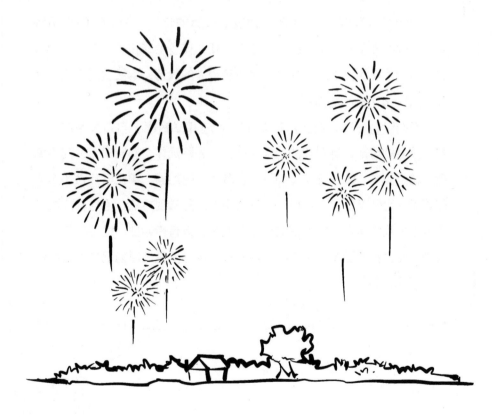

肛门尖锐湿疣自述

我是**尖锐湿疣**，貌似菜花，俗称长菜花，一种主要通过性接触传播的传染性疾病。有人说我是恶魔的化身，外形丑陋，阴魂不散，一旦上身让人饱受心灵摧残和皮肉之苦。我总是喜欢惩罚冲动的人，让人付出沉重代价。

我是由人类乳头瘤病毒（HPV）引起的，发生于肛门及周围皮肤、肛管直肠黏膜交界处的疣状赘生物，主要通过性接触直接传染，也可通过间接传染。中医学称为"瘙疣""臊疣"。英文名字叫Anal condyloma acuminate，简称ACA。由于ACA发病位置的特殊，加之肛门部的解剖、生理特性及部分患者的不良生活习惯，其发生率和复发率较其他区域的尖锐湿疣大，给患者生活上造成了更大的痛苦。男性发病率高于女性，**20～40岁**为发病高峰。

目前没有一种有效药物可以彻底杀死**HPV病毒**，且复发率高，少数有癌变的可能。针对我的治疗原则为：去除疣体、抑制病毒、提高免疫、减少复发。物理疗法（如冷冻、激光、电灼等）和化学疗法（如鬼臼毒素、足叶草酯等）是目前治疗尖锐湿疣的常规方法，但各种疗法均不能避免我的复发。针对我的治疗周期长，具有传染性，给患者带来较大精神压力，严重影响患者的生活质量和身心健康。目前已成为肛肠科较为棘手的疾病之一。

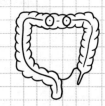

1 肛门尖锐湿疣是HPV感染吗

　　尖锐湿疣是由人类乳头瘤病毒（HPV）引起的，研究表明尖锐湿疣患者中不仅存在HPV单一感染、双重感染，还存在多类型HPV混合感染。其中HPV6和HPV11的单一感染最常见，分别占36.3%和38.7%，由HPV6、HPV11、HPV16、HPV18和HPV31的多重感染占剩下的25%。人体为人类乳头瘤病毒的唯一宿主，HPV主要感染上皮组织，引起疣状增生。肛门部位温暖潮湿，为尖锐湿疣的生长提供了适宜条件，文献报道HPV6及HPV11与肛门尖锐湿疣发病的关系最为密切。

　　HPV感染在临床上可分为显性尖锐湿疣（CA）、无明显皮损的亚临床感染（SPI）和潜伏感染（LPI），其中SPI是HPV感染的主要临床表现形式，是尖锐湿疣容易复发的主要原因，同时也是肛周鳞状细胞癌、鲍温样丘疹病、宫颈内皮瘤样增生及宫颈癌等肛门、生殖器肿瘤发生的重要因素。人体感染HPV后一般极少或不进入血液，仅在局部形成SPI、LPI及CA，所以绝大部分HPV感染无任何临床症状，只有少部分HPV感染伴有症状或病理损害，甚至一部分进展为恶性肿瘤如宫颈癌等，这提示病毒感染后存在着免疫逃逸现象。

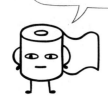

2 HPV感染后多长时间会发病

根据美国的研究数据显示，HPV的感染率很高，但临床检测中发现大量的HPV感染者是并未发现任何临床症状的亚临床感染者，即HPV隐性感染者。观察随访发现，部分HPV隐性感染者随着患者免疫功能的提高及时间的延长可自行消退，不必进行过度治疗。

尖锐湿疣的潜伏期长短不一，一般为3周~8个月，平均为3个月。当人体的抵抗力下降时，病毒大量繁殖，即可发病。大多数隐性感染者需要2~3个月发展为尖锐湿疣患者。未发病的HPV隐性感染者也具有传染性，在3个半月内传染性最强，故在性混乱者中最易感染本病。临床上需长时间随访HPV阳性而未发病的隐性感染者，至少观察2年以上，每年进行2~3次的复查。

3 肛门尖锐湿疣一定是性传播吗

HPV由皮肤或黏膜的微小创伤进入体内，感染表皮的基底细胞，因此不仅仅通过性接触传播。当机体免疫力下降，身体皮肤有破损，恰巧接触了高浓度的HPV病毒时也有被感染的可能。传播途径概括如下。

（1）**直接性接触传播** 这是尖锐湿疣最主要的传播途径，只要与尖锐湿疣患者（包括配偶）发生性关系的话，三分之二以上的女性都会被感染，性伴侣越多，感染概率就会越高。

（2）**间接传播** 住宿宾馆或公共浴池，使用一些公共物品，如毛巾、浴盆、坐便器等，很有可能会感染出现尖锐湿疣。

（3）**母婴传播** 孕妇如果得了尖锐湿疣较为特殊，应及时治疗，妊娠早期根据具体情况选择是否终止妊娠。待产时还有尖锐湿疣应选择剖宫产，产后及时治疗，避免密切接触感染婴儿。

（4）**自行接种**　患有肛门尖锐湿疣时，常用手搔抓导致出血，搔抓后再接触自己的其他部位，容易造成自行接种感染。

4　肛门尖锐湿疣患者需要隔离吗

患了肛门尖锐湿疣不需要特殊隔离，治疗期间避免性生活，性伴侣双方同时接受检查并治疗。患者内裤、浴盆、浴巾要单独烫洗，避免共用毛巾、洗漱用品，便前便后均勤洗手，注意厕所消毒，保持室内通风、干燥清洁。

5　肛门尖锐湿疣会癌变吗

临床报道表明，约90%的尖锐湿疣是由低危型HPV的6型和11型引起，一般不会癌变，发现肛门尖锐湿疣及时治疗即可。女性也不用担心长了肛门尖锐湿疣会引起宫颈癌，从全球范围看，70%的浸润性宫颈癌是由HPV16和18两个型别引起的，其次为45型和31型占10%，其他型别的HPV占20%，在我国有超过85%的宫颈癌都是由HPV16和HPV18引起的。而尖锐湿疣是由低危的HPV6型和11型感染所致，并不会引发宫颈癌。

6　怎样预防肛门尖锐湿疣

（1）**防止接触传染**　日常生活中要注意预防感染。不随便使用别人的内衣及洗漱用品；不在公共澡堂洗盆塘，提倡淋浴；公厕建议使用蹲式马桶。

（2）**避免不洁性行为**　从源头治理。配偶一方患病，应禁止性生活。女性在患病后应采取避孕措施。

（3）**保持个人卫生** 每天要清洗外阴及肛门，勤换洗内裤，各家庭成员间应一人一盆，避免混用。

（4）**增强体质，提高免疫力** 免疫力低下的患者尖锐湿疣的发病率及复发率均显著提高，且疣体体积也较大。

7 自我诊断肛门尖锐湿疣的要点是什么

（1）**自觉症状** 本病早期无自觉症状，患者自己较难察觉。部分患者可出现异物感、瘙痒或者性交痛。直肠内尖锐湿疣可发生疼痛、便血、里急后重感。

（2）**局部检查** 初起为细小淡红色丘疹，之后逐渐增大增多，单个或群集分布，湿润柔软，表面凹凸不平，呈乳头样、鸡冠状或菜花样突起。红色或污灰色。根部常有蒂，且易发生糜烂渗液，触之易出血。皮损裂缝间常有脓性分泌物淤积，致有恶臭，且可因搔抓而引起继发感染。

8 诊断肛门尖锐湿疣需要做哪些检查

肛门尖锐湿疣的外观有鲜明的特点，所以一般依靠临床症状就基本可以确诊。实验室检查可协助诊断HPV隐性感染者，提高临床治愈率，减少HPV传染。常用检查方法如下。

（1）**醋酸白实验** 用3%～5%醋酸液在肛周湿敷5～10分钟，如果局部发白，说明有HPV感染，这就是"醋酸白现象"。但临床也有假阳性，如念珠菌性外阴炎、局部外伤和非特异性炎症等慢性炎症也可出现发白。

（2）**组织病理检查** HPV组织病理特点以鳞状上皮非典型增生为主，可见诊断性挖空细胞及可疑挖空细胞，病理检查在临床诊断中是一项非常重要的诊断依据。

（3）聚合酶链反应（PCR） PCR为生物体外的特殊DNA复制，灵敏度高达95%，特异度高达90%以上，操作简单，在临床上广泛应用，是目前检测HPV基因分型最敏感的方法。

（4）核酸杂交试验 是检测HPV感染的重要手段，包括斑点印迹法、组织原位杂交法、核酸印记法。这些方法的特异度和敏感度均较高，目前认为核酸原位杂交技术结合病理学检查是诊断尖锐湿疣有价值的方法。

（5）免疫印迹（WB） WB同时拥有凝胶电泳的高分辨力和固相免疫测定的高特异性和敏感性，具有保存抗原性、精确检测结果等优点，是HPV检测的金标准。此方法灵敏度及特异性均很高，但因为其操作复杂，目前仅用于实验室研究。

9 怎样区分肛门尖锐湿疣与寻常疣

	肛门尖锐湿疣	寻常疣
发病部位	肛门皮肤或肛管黏膜处	主要是手部、足底、头面部，在手部通常也叫鱼鳞或者瘊子
传播途径	主要通过性接触传播	主要是皮肤直接接触传染，有外伤或皮肤受损时容易导致病菌感染
传染性	较强	具有一定传染性，但传染速度较慢
性状	表面凹凸不平，湿润而柔软，呈乳头样、蕈样或融合成大团呈菜花样突起，红色或污灰色，反复摩擦后易出血	表面较硬的丘疹，表面有一层厚厚的角质层，触摸有粗糙感
复发率	较高	较低

怎样区分肛门尖锐湿疣与痔疮

两者区别很大，痔疮的发病机制是肛门静脉丛的扩大曲张，是柔软的静脉团。发病时痔核外部看大部分呈暗紫色，轻度的痔疮一般无明显的不适感，症状加重会出现疼痛、出血、水肿、脱出肛门外等不适感。

而肛门尖锐湿疣是肛周或肛管黏膜表面出现的颗粒状丘疹，较常见的是菜花状或乳头状的赘生物，且尖锐湿疣往往有不洁的性生活史。

> 痔疮是良性增生，与饮食排便习惯有关，不具有传染性。而肛门尖锐湿疣是病毒感染，传染性强，易复发。

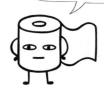

肛门尖锐湿疣可以治愈吗

肛门尖锐湿疣患者经过充分治疗，临床症状及体征消退，6个月内未有新病灶出现，可认为治愈。之后注意保持心情舒畅，增强体质，注意提升免疫力，可以恢复正常生活状态。

但临床上对于检测出HPV阳性而未发病的隐性感染者，需要更长时间随访，一般观察2年以上，每年进行2~3次的复查。这期间乳头瘤病毒存在于人体经过一段时间后，随着机体免疫状态的改善，病毒可能消失。

12 哪些药物可以治疗肛门尖锐湿疣

（1）局部药物治疗

↳ **0.5%鬼臼毒素酊**：每日涂药2次，3天为一疗程，重复用药需间隔4天或4天以上。鬼臼毒素主要效用于有丝分裂中期（M期），产生白细胞介素（IL-1和IL-2），有利于巨噬细胞增殖，最后致使疣体坏死和剥脱。临床疗效较安全，副作用小。

↳ **10%～25%足叶草脂酊（或乙醇液）**：作用机制同鬼臼毒素，但刺激性大，可致全身吸收毒性反应。孕妇及小儿禁用。

↳ **5%5-氟尿嘧啶**：有软膏和溶液制剂，外用时应注意保护正常皮肤。该药是合成的抗代谢药，是最早的抗肿瘤药，通过干扰DNA和RNA的合成来抗肿瘤和抗病毒。

↳ **茶多酚**：可通过抑止增殖、诱发凋亡和抑制HPV基因表达来治疗生殖器疣。临床上采用15%复合茶多酚乳膏治疗尖锐湿疣，疣体清除率较高，复发率较低。

↳ **派特灵**：每天2次，连续3天，停药4天为一疗程。祛除疣体及亚临床感染需3～4个疗程，防止复发用50倍稀释液湿敷患处。此药为纯中药制剂，通过细胞毒性作用抑制疣体细胞增殖，并对HPV病毒有抑制和杀灭作用。该药比较安全，局部不良反应少且轻。使用方便，疗效明显，祛除疣体后复发率低，是目前治疗尖锐湿疣的一种有效的新药。

↳ **咪喹莫特**：兼有抗肿瘤和抗病毒活性，可诱导多种细胞因子。另外咪喹莫特可间接导致Th1细胞诱导的细胞免疫反应，能有效降低HPV-DNA病毒载量和复发率，具有较高的安全性。每周3次用药，共4个月疗程。

（2）全身药物治疗　可酌情选用干扰素、聚肌胞、胸腺肽肌内注射。

> ↳ **干扰素**：有免疫调节、抗肿瘤和抗病毒等生物功能，因其特异性差，部分HPV对其治疗有耐受性。一次剂量1~3mL，每周3次，可连用数月或更长。
>
> ↳ **胸腺肽**：为免疫调节药，具有调节和增强人体细胞免疫功能的作用，可以抗人乳头瘤病毒。副作用较小，个别患者可见恶心、发热、头晕、胸闷、无力等不良反应。一次用量10~20mg，每周3次，疗程3个月。

13 中药可以治疗肛门尖锐湿疣吗

中药在治疗肛门尖锐湿疣方面发挥了越来越重要的作用，主要以清热解毒、燥湿祛疣为主要治法，综合运用一些抗病毒中草药口服加药浴熏洗，能提高机体免疫力，对杀死潜在的病毒有较好作用。中药熏洗可以使药液高浓度作用于病变部位，药物直接渗透患处，有利于药物的充分吸收，有效避免复发感染及疣体发生病变。中药治疗常配合物理疗法或手术一起综合运用，常达到事半功倍的效果。

《灵枢·经脉》谓"虚则生疣"，正气虚，不能鼓邪外出，邪气缚结于皮肤发为疣赘。正虚邪恋，故缠绵难愈，反复发作。故口服中草药以益气补脾、扶正祛邪为主，笔者经验方常选用党参、茯苓、白术、柴胡、薏苡仁、磁石、丹参、土茯苓、白花蛇舌草等药物根据辨证加减运用。笔者经验中药坐浴方：乌梅30g，土茯苓15g，大青叶15g，紫草15g，鱼腥草30g，土贝母15g，马齿苋30g，水煎外洗。

14 光动力治疗肛门尖锐湿疣效果好吗

光动力是一种治疗尖锐湿疣的新技术，在局部涂上5-氨基酮戊酸，用光动力型半导体激光仪照射病变组织。可以选择性清除显性和隐性病变组织，将疣体分成数个或者一个光斑，进行逐一地照射，时间为20分钟，范围大于组织边缘2cm，总共治疗3次，间隔为一周。可用于治疗尖锐湿疣，如疣体发生在尿道口、尿道内、肛管内和外阴部腺体开口周围。具有疗效好、复发少、治疗后无瘢痕等优点，但对较大疣体仍需要配合其他方法，如先对局部激光、冷冻或者手术切除治疗，然后再用光动力治疗。

15 肛门尖锐湿疣需要手术治疗吗

对于疣体较大的和多发性疣体，物理治疗无法去除时宜采取手术切除来治疗，术后再配合其他方法。一般在麻醉下进行手术，使用高频电刀完整切除肛门周围及肛管、直肠尖锐湿疣疣体基底部，范围达正常皮肤0.2cm处，深度达真皮层，并对病灶实施电灼治疗，最后对全部皮损部位进行仔细的检查，以保证病灶均得到有效的治疗。为避免感染发生，可在局部涂抹红霉素软膏预防感染。

16 肛门尖锐湿疣治疗后为何会复发

肛门尖锐湿疣不仅传染性强，复发率高是其重要特点。研究表明尖锐湿疣复发高峰期在治疗后1~2个月，3个月后复发仅为个别现象。肛门尖锐湿疣复发与皮损切除不彻底有关，有些感染肉眼看不到皮损易被忽视。

　　另外尖锐湿疣反复发作与HPV存在亚临床感染和潜伏感染有关，单一疗法对亚临床感染和潜伏感染的治疗范围局限，治疗不彻底而易复发。HPV感染持续还与机体不能建立有效的免疫反应，尤其是局部细胞免疫有关，免疫功能降低的患者更易复发。

　　肛门尖锐湿疣相比其他部位的尖锐湿疣复发概率更高，难度也更大，其原因主要有以下几点。

❶ 肛门部位解剖位置特殊，血运循环丰富。

❷ 肛周透气性差，加上久坐不动，加重肛门潮湿状态，在做排便动作时又增加了肛门皮肤的相互摩擦。

❸ 肛周瘙痒症、湿疹、肛瘘、混合痔等肛周疾病引起的局部皮肤黏膜受损也增加了病毒感染机会。

❹ 公共厕所的使用也可能引起再次感染等。

第九章

肛门直肠狭窄

Anorectal Stenosis

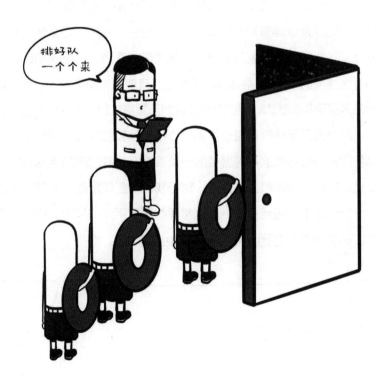

肛门直肠狭窄自述

　　我叫**肛门直肠狭窄**，听到我的名字就有种莫名的心塞感吧。病如其名，我就像孙悟空的**紧箍咒**一样套在原本畅通的肛门，堵住了人体的出口，让肠子里的垃圾不能畅快地排出去。所以中医学也叫我"**锁肛**"或者"**谷道狭小**"。本来好好的肛门与直肠怎么就被锁住了，怎么就变窄了呢？

　　在临床中，肛肠科医生经常会碰到我。直肠狭窄是由多种原因（先天缺陷、损伤、炎症等）引起的直肠肠径缩小、肠腔变窄，出现排便困难，便时、便后伴有局部疼痛不适，大便形状变细，甚至伴随有恶心、呕吐、腹胀等症状。据最新统计结果表明，医源性直肠狭窄约占全部肛门直肠狭窄的**44%**，临床发病率较高，且严重影响患者的生活质量，部分患者呈现焦虑状态，狭窄及排便问题严重影响患者的生理和心理健康。

　　医源性直肠狭窄是由于手术操作不当导致肛管直肠口径缩小，出现排便困难、肛门坠痛等综合征的一类疾病，是肛门直肠手术后的严重并发症，给患者带来极大的痛苦。对于我的治疗较困难，肛门一旦损伤很难修复到之前的通畅状态，患者常面临再次手术的风险。因此可防、可控、可改进的**人为因素**在手术治疗中至关重要。

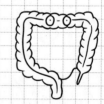

1° 肛门直肠狭窄有什么危害

　　患者排便困难程度和狭窄程度成正相关，很多患者长期依靠泻药和开塞露通便。排便障碍首先会出现肛门疼痛、出血、瘙痒、里急后重等问题，日久会产生排便恐惧症，出现腹胀、腹痛、恶心等肠梗阻症状，久之导致心情焦躁、失眠多梦、食欲不振、营养不良、全身消瘦等症状。

2° 哪些疾病会造成肛门直肠狭窄

　　（1）**先天性狭窄**　先天性缺陷是由于肛管胚胎发育阶段腔化不全，直肠与肛管之间的肛门直肠膜发育失常，出生后此膜穿通不全或未消失，形成肛门直肠狭窄甚至闭锁。一般称之为先天无肛或先天性肛门闭锁。出生后肛门闭锁处理不当者，也往往形成狭窄。也有骶尾骨发育畸形而压迫肠腔者。

　　（2）**手术不当**　手术治疗不当，如术式选择欠妥、切除组织过多或直肠硬化剂注射不当等造成直肠瘢痕狭窄；意外损伤造成的瘢痕狭窄。

　　（3）**理化损伤**　如烧伤、放疗等损伤肛门。

　　（4）**肛门局部炎症**　肛周脓肿、肛瘘、直肠溃疡、克罗恩病、直肠结核病等慢性炎症或溃疡粘连，瘢痕形成挛缩可导致肛门直肠狭窄。

　　（5）**局部肌肉痉挛**　内括约肌痉挛、耻骨直肠肌痉挛、盆底肌群痉挛等引起的功能性肛管直肠狭窄，又称假性狭窄。若耻骨直肠肌肥厚则可致真性狭窄。

　　（6）**肿瘤压迫**　肛管直肠肿瘤、直肠巨大息肉等以及邻近器官肿物压迫，如阴道、子宫肿瘤、前列腺肿瘤、较大的淋巴瘤、平滑肌瘤、骶尾骨前突畸形等都能引起直肠狭窄。

3. 哪些手术会造成肛门直肠狭窄

（1）**吻合器痔上黏膜环切术（PPH）** 因PPH手术适应证掌握不佳及规范操作的缺失，导致PPH术后肛管直肠狭窄发生率逐年增加。主要原因是PPH将直肠黏膜、黏膜下层双层折叠切除、吻合形成一个小于正常黏膜口径的硬环，加之术后吻合口炎症刺激，导致肉芽组织增生及瘢痕挛缩导致狭窄环的形成。

（2）**痔结扎手术** 痔结扎术后导致直肠狭窄的主要原因是结扎点位于同一平面上或结扎点纵向聚集，未进行分段、分层次结扎导致痔核脱落后黏膜挛缩成团，致使直肠腔不能完全扩大而发生狭窄；结扎线过松，痔核未及时脱落，黏膜移位引起直肠狭窄；严重混合痔只单纯处理痔疮，未对肛门括约肌进行必要松解，造成肛管瘢痕过重引起狭窄。因此混合痔手术时应从点到面、从局部到整体合理地设计切开及结扎点，尽量减少术后并发症发生。

（3）**激光** 激光手术治疗时一味讲究手术的彻底性和干净漂亮的外观，而忽略了保持足够的皮桥和痔区黏膜，术中激光烧灼过多正常组织，引起瘢痕过度挛缩出现狭窄。术中注意保留足够的黏膜可以有效避免肛管局部黏膜过多挛缩及括约肌弹性下降，从而减少恢复期进行性直肠狭窄发生。

（4）**肛瘘手术** 肛瘘术后导致狭窄的原因主要是复杂性肛瘘急性期炎症范围较大，可波及周围组织间隙甚至累及肠壁；术中探查发现瘘管弯曲复杂，行根治术后导致肛管损伤重；术中切除过多正常组织减少了肛管肠壁的有效固定和支持作用；愈合过程缓慢致局部组织增厚变硬，导致肠黏膜回缩不良、瘢痕过度增生失去弹性而出现直肠狭窄。因此对于高位复杂肛瘘，在追求高治愈率的同时应尽可能减少肛周创伤，维持肛门精细功能，尤其加强对排便功能的保护。

（5）**硬化剂注射** 硬化剂注射因其具有便捷、痛苦小、恢复快等优势，普遍应用于合并出血的内痔及身体状况差不能耐受其他痔疮手术治疗的患者。术中硬化剂注射过量或注射位置过深均会导致黏膜炎性增生加重，瘢痕过度形成导致直肠狭窄。

（6）**直肠恶性肿瘤术后** 直肠狭窄常见于低位直肠恶性肿瘤保肛术后，吻合口恢复不佳等原因导致。

4 怎样预防肛门直肠狭窄

- 慎重选择手术，对手术方式有足够了解，勿相信微创广告宣传。对痛觉异常敏感、瘢痕体质重的患者应慎重使用吻合器痔上黏膜环切术（PPH）。
- 术后遵医嘱定期复查，发现问题及时治疗。
- 规律饮食，保持大便通畅。控制通便药物使用，避免因大便不成形而缺少对肠壁的扩张作用。便后及时冲洗肛门，避免炎性分泌物刺激伤口。

5 自我诊断肛门直肠狭窄的要点是什么

若出现以下情况，建议去门诊检查一下是否肛门口管道出现狭窄。

- 以渐进性排便困难为主，便条细，排便不尽感，肛门坠胀，便后滴血，排便时肛门疼痛，重症者每次排便时间30分钟以上，且需用手及药物协助排便。
- 既往曾有过肛门部损伤、感染，化学药物腐蚀、手术或硬化剂注射史。

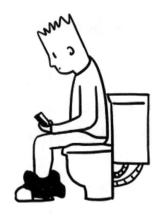

6° 诊断肛门直肠狭窄需要做哪些检查

（1）**指诊**　肛门或直肠口径变小，指尖或指腹不能通过肛管或有明显的勒指感，可触及无弹性的瘢痕组织，肛门部带有粪便或分泌物。

（2）**钡剂灌肠X线检查**　主要用于直肠狭窄，可以观察狭窄程度和狭窄环上面肠腔的情况。造影可显示直肠下端狭窄环程度，狭窄环上方直肠膨大，是否肠腔扩张。

7° 肛门直肠狭窄的轻重是如何划分的

（1）按照狭窄程度分类

> ↘ 轻度狭窄：排便不畅，大便变形，无明显肠梗阻症状。
>
> ↘ 中度狭窄：排便困难，大便形细，有不完全肠梗阻症状，指诊难以通过狭窄部。
>
> ↘ 重度狭窄：排便困难进一步加重，便少而稀或粪水样便，肠梗阻症状明显，指诊无法通过狭窄部。

（2）按照狭窄形态分类

> ↘ 环状狭窄：狭窄构成一圈，纵径长度小于2cm。
>
> ↘ 管状狭窄：狭窄构成一圈，纵径长度大于2cm。
>
> ↘ 部分狭窄：狭窄位置仅累及肛管直肠的一部分，呈瓣状或半环状。
>
> ↘ 全周狭窄：狭窄范围占据整个肛管或直肠。

8 肛门直肠狭窄可以治愈吗

肛门直肠狭窄一旦发生，难以恢复完好如初的状态。只要狭窄程度有效缓解，大便排出通畅，不用借助药物或者外力帮助排便，就算临床治愈。

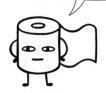

狭窄发生早期可以通过热敷、坐浴、理疗、伤口换药等局部治疗改善血液循环，防治瘢痕进一步形成。

狭窄刚形成时可以行扩肛疗法，使狭窄环慢慢扩大，防治瘢痕挛缩。

扩肛无效后就只能通过手术了，根据不同狭窄程度选择合适的手术方法。一般不推荐药物治疗，因为药物只能解燃眉之急，使用不当还会损伤肠黏膜，导致肠道功能紊乱。

9 肛门直肠狭窄可以通过药物治疗吗

药物在本病治疗中扮演着"削足适履"的角色。正常大便通不过，只能设法使大便软点、细点，这样就会顺利排出。

（1）**开塞露** 这是很多人首先想到的和最常用的方法。普通开塞露一支只有20mL，每次需要2~3支。便秘严重者可用110mL包装的甘油灌肠剂，药液多、插入深，能达到更好的润滑效果。

（2）**口服缓泻剂** 相对安全的药物，如液体石蜡、乳果糖、聚乙二醇

4000散剂、芪蓉润肠口服液，可以选择一种使用，效果不好可选两种。

（3）**栓剂**　各种痔疮栓剂都有一定润滑效果，可以选择一种使用，便前30分钟纳肛。如肛泰栓、复方角菜酸酯栓、普济痔疮栓等。

（4）**膏剂**　主要作用是缓解便后肛门疼痛及出血，如马应龙麝香痔疮膏、复方角菜酸酯乳膏、肛泰软膏、解毒生肌膏等。

10 什么样的肛门直肠狭窄可以扩肛治疗

扩肛是治疗肛门直肠狭窄最便捷可靠的方法，适用于后天性狭窄的早期治疗。可用手指、肛门镜或球囊，一般适用于1个月内的轻度肛门直肠狭窄，可早期减轻瘢痕挛缩，预防狭窄的发生，但需要合适的手法及正确的操作。一般隔日一次，每次3~5分钟（以患者耐受为度），连续进行2~3周，症状缓解后改为每周1~2次，并逐渐减少次数直至症状消失。

注意动作轻柔，急性炎症期禁用。扩肛疗法痛苦较大，应具备足够的疼痛承受能力和心理准备，有高血压和冠心病者应慎用。扩肛疗法的作用有限，经数次扩张疗法效果不明显者，可考虑根据不同的原因、部位选择不同的手术方法治疗，术后再配合扩肛。

11 治疗肛门直肠狭窄什么手术方法好

肛门直肠狭窄的手术治疗方式需结合临床具体情况而定，根据不同发病原因、发病部位，选择对应的手术方式，根据狭窄的范围、程度，在手术过程中对切口做相应调整，经常是两种或者多种手术方式结合使用。常用手术方式如下。

（1）**狭窄切开术**　主要适用于瘢痕性肛门直肠狭窄，包括瘢痕切除术、狭窄松解术等。操作要点：于直肠后正中线做一纵行切口，切开狭窄的瘢痕，切开长度达狭窄瘢痕的上、下缘，切开深度勿超过肠壁肌层，以防穿孔，能顺利通过一食指即可。切口可不止一处。伤口愈合后必要时给予辅助扩肛治疗。

（2）**狭窄松解缝合术**　适用于直肠中、下段的环状狭窄。操作要点：由尾骨至肛门2.5cm处做一纵行切口，切开直肠后部组织，显露直肠，剥离直肠两侧组织，在直肠后部做一纵行切口，切开狭窄部位，并向两边牵开，将次切口纵缝。

（3）**挂线疗法**　适应于较重的环状瘢痕性直肠狭窄。操作要点：在食指的引导下用蚊式钳或探针于直肠后位狭窄环下缘沿纵轴平行刺入，从狭窄环上缘穿出，用橡皮筋留置在狭窄环的基底部，将橡皮筋拉紧，牢牢扎在狭窄环上，将狭窄环慢性切开。

（4）**四点丝线结扎法**　是笔者在总结多年临床经验的基础上改进的手术方式，适用于中重度环状或者管状狭窄，可一次性解决狭窄问题，避免多次手术。操作要点：术中根据狭窄程度选择多点挂线，一般先行7点挂线后牵出线结，配合肛门拉钩能有效降低狭窄环高度，为多点挂线提供便利。术后一般2周内丝线会自行脱落，超过1个月未脱落者肛门镜下直接剪开挂线处的缺血狭窄环。该方法避免了多次紧线的繁琐；丝线挂线操作便捷，避免使用电刀或超声刀导致瘢痕损伤严重；合理点位的选择能有效避免前后侧肛管的损伤，有效松解狭窄环的同时达到最大治疗效果；多点挂线能更快阻断瘢痕环血供，促进肌肉与周围组织的分离，尽可能减少肌肉回缩不良导致瘢痕进一步形成。

12 肛门直肠狭窄术后怎样换药

手术的目的是切断瘢痕环，使狭窄部位口径变大，满足正常排便功能，但不能造成局部控便功能下降，造成便失禁。因此术后定期复查和换药非常重要，是手术治疗的延续。

每次便后温水冲洗肛门口，保持肛门清洁。碘伏消毒切口，凡士林纱布卷压迫狭窄环，防止愈合过程中瘢痕挛缩再次出现狭窄，每日换药一次。术后应根据具体情况进行适当肠功能调整与恢复，避免腹泻发生，保持成形大便，达到自然扩肛的作用。术后1个月若发现出现轻度狭窄，及早扩肛治疗纠正，可避免瘢痕进一步形成和挛缩导致狭窄发生。

第十章

肛门失禁

Anal Incontinence

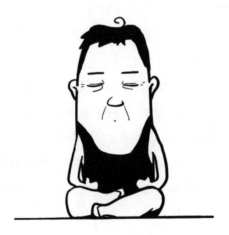

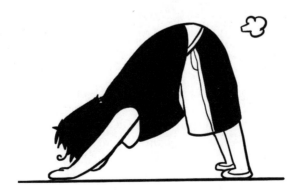

肛门失禁自述

　　我的名字叫"**肛门失禁**"，顾名思义就是肛门功能出现了障碍，不能随意控制排出粪便和气体。人们往往都觉得我离他们很远，毕竟在大家的印象中都是老年人才需要穿成人纸尿裤。其实不然，据美国的一项大规模调查表明，普通人群中有高达**7.1%**的人被报告有不同程度的肛门失禁。

　　吓到了吧，有这么多人生活在我的"**魔爪**"之下。不过我也有自己的原则，不是什么人都能入我的"**法眼**"。年龄太小我可看不上，至少**4岁**以上，而且年龄越大、精神生理状态越差的人我越喜欢。

　　需要特别说明的是，我虽然是个好孩子，一般不拿别人的生命开玩笑，但是也不能随便招惹我，谁要是沾上了我，那可有的受了，我能让他"**生不如死**"。

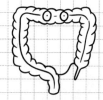

1 肛门失禁有什么危害

有些人觉得肛门失禁又不致命，不是什么大事，大可不必当一回事。但是，实际情况往往不是如此。肛门失禁虽不危及患者的生命安全，但是长时间的失禁，往往会严重影响患者的生活质量，严重考验患者的身心健康，最终让患者产生"生不如死"的感觉。

为什么这么说呢？长时间肛门失禁导致患者外出或夜间必须携带成人纸尿裤，无法进行各种剧烈运动，稍微一使劲就极容易导致粪便及液体溢出，身体往往散发出不良气味，使得患者容易自卑，不愿意站到人前，尽可能躲避人群。如果不及时更换纸尿裤，会进一步引起肛门和会阴部位因潮湿导致皮肤糜烂、疼痛、瘙痒、湿疹等并发症发生。长此以往形成恶性循环，导致肛门失禁的患者不敢轻易出门，自卑心理加重，不断自我否定，最终导致严重的心理疾病，受到生理和心理的双重折磨。

2 哪些原因会造成肛门失禁

要想知道导致肛门失禁的原因，我们首先应该了解肛门正常的控便功能。肛门正常的控便功能主要需要以下几个环节。

● 肛门直肠的节制功能，该功能主要依赖于盆底肌、耻骨直肠肌、肛门内外括约肌及其支配神经的结构和功能的完整。

● 肛门直肠的感觉功能，诸如直肠感觉、肛管感觉、肛门皮肤感觉的正常。

● 肛门直肠的完整性，包括肛管的完整闭合和肛管直肠的正常容量。

以上任意环节的损伤，都有可能造成肛门功能异常，以致肛门失禁。

（1）肛门肌肉及神经的损伤 肛门直肠手术、外伤、产伤、肛瘘、脓肿等原因损伤肛门直肠括约肌及神经。先天畸形、长期腹泻、肿瘤、放疗、克罗恩病等亦可破坏括约肌功能及神经。此外，长期便秘时盆底过度牵拉会造成阴部神经变性。

（2）肛门直肠的感觉功能异常 肛周瘢痕、肛管畸形、黏膜外翻等原因导致会阴神经传导潜伏期延长。

（3）肛管直肠的正常容量异常 直肠炎、直肠脱垂、直肠切除、回肠储袋过小等导致直肠容量减小。

（4）其他 因糖尿病、脊髓损伤、脑血管意外、全身硬化病、肠道菌群紊乱等慢性疾病导致排粪反射弧和神经支配障碍，从而出现肛门失禁。

3 自我诊断肛门失禁的要点是什么

主要抓住以下几个要点，自我诊断肛门失禁很容易，如果出现下面的情况，就需要及时前往医院就诊。

（1）不能随意控制排出粪便 正常人当然是可以控制排便了，也就是说"想拉就拉"，但是一旦出现"不想拉却拉了"的情况，您的控便功能就亮红灯了，这时要及时前往医院检查。

（2）不能感知直肠内的容量和性质 "大便来了"，正常人第一时间自然可以有明确的感受，然后根据自己的情况决定是否找地方去解决。但是，如果感受不到大便呢？感受不到大便就坏事了，大便越积越多，自然就在无意识状态下排出来了。不知道大便什么时候来，建议尽快去医院检查。

（3）不能控制夜间排便 正常成年人夜间睡觉期间是不会排便的，可是如果一觉醒来，发现在睡梦中已经解决了排便问题，这种情况就提示我们肛门罢工了，不受控制了，需要赶紧去医院检查。

4 诊断肛门失禁需要做哪些检查

（1）**肛管内超声检查**　顾名思义，该检查就是将超声探头插入肛管内行超声成像，它能够提供准确的内外肛门括约肌图像，可准确、直观地显示肛管内可能存在的各种损伤。

（2）**核磁共振检查**　可对肛管括约肌进行矢状面、斜面、冠状面扫描，并且可清晰地显示内、外括约肌松弛、紊乱、缺损等病变。核磁共振较腔内超声可进一步精细显示内、外括约肌病变。

（3）**直肠测压**　该项检查包括肛管静息压、缩榨压、内括约肌长度、肛管直肠容积、直肠肛管抑制反射等。内、外括约肌损伤患者90%出现肛管静息压、缩榨压明显降低，42%出现括约肌长度、矢状对称指数降低。这项检查的最大价值在于能测定直肠的感觉功能。但是因为肛肠测压缺少足够的标准化与可验证性，因此估计失禁的正确性只有三分之二左右。

（4）**排粪造影**　排粪造影是对模拟排便行放射学检测，可观察盆底肌肉功能、会阴下降、肛直角等，可发现直肠占位、套叠、溃疡等病变。

（5）**肌电图、阴部神经刺激实验**　肛门失禁与肌组织病变和神经病变都有关。肌电图鉴别神经性排便失禁，此时动作电位呈多阶梯状，肌纤维密度增加。多电极检测可判断括约肌损伤部位。阴部神经刺激试验是通过刺激骶2至骶4神经检测潜伏间期，潜伏间期延长提示存在神经病变。

5 肛门失禁的轻重是如何划分的

（1）**按失禁程度**　分为完全性失禁和不完全性失禁。

> ↘ 完全性失禁，顾名思义，就是肛门完全不受控制，粪便想来就来，无论是在清醒状态下，还是在睡眠中，粪便均可自行流出。
>
> ↘ 不完全性失禁，从字面上看，该类型没有完全性失禁那么严重，肛门还残存部分控便功能，患者的粪便干燥时不会出现失禁情况，而患者粪便过稀或者腹泻时就无法控制。

（2）按直肠感觉　分为真性失禁、部分失禁和溢出性失禁。

> ↘ 真性失禁，往往多由中枢神经系统疾病所致，粪便通过直肠时患者无感觉，肛门无法做到随意收缩，导致粪便自行流出体外。
>
> ↘ 部分失禁，一般多有手术、外伤等原因导致的部分肛门括约肌损伤所致，气体或稀便通过肛门时患者无感觉或无足够的收缩，或两者同时存在。
>
> ↘ 溢出性失禁，该种类型多见于老年人，直肠内常见粪便堆积，导致直肠过度扩张，肛门内外括约肌松弛或疲劳无力收缩，最终导致渗液或稀便经肛门溢出。

6 肛门失禁可以治愈吗

肛门失禁是否能够治愈这个问题需要根据每个患者的具体病因进行具体分析，有的是可以治愈的，而有的患者通过各种治疗，仅能在症状上得到部分改善。为什么这么说呢？还是要从导致肛门失禁的原因说起，导致肛门失禁的原因很多，有先天的，有原发的，还有继发的，治疗时应按发病原因及损伤范围选用不同的治疗方法。

如果是因为先天因素导致的，那么我们就需要通过药物、手术等方法进行积极的矫正；如果是继发于某疾病，则需治疗原发病灶，如中枢神经系统疾病、代谢性疾病、肛管直肠疾病等；如果肛门失禁是手术或外伤原因导致的，那么手术可能是最好的矫正手段。

7 哪些药物可以治疗肛门失禁

对于因糖尿病、脊髓损伤、脑血管意外、全身硬化病、肠道菌群紊乱等慢性疾病导致的肛门失禁。我们积极进行原发病的药物控制，对于肛门失禁的控制是有好处的。例如，糖尿病患者因周围神经损伤出现的直肠感觉减退，通过降糖治疗以及改善周围神经的药物都可以有效缓解肛门失禁。

对于那些粪便嵌塞致充盈性失禁的患者，肠道调理可以作为第一步治疗方案。这类患者临床多常规使用轻泻药使直肠空虚，以防粪便嵌塞的发生。

对于因腹泻而表现为失禁的患者，通过口服益生菌，改善肠道微环境，使肠道运动重新协调，可对肛门失禁有一定的治疗效果。假如找不到腹泻的原因或治疗无效，应使用阿片类止泻药，如复方苯乙哌啶、洛哌丁胺等。

此外中药也可明显改善肛门失禁患者的临床症状。但是需要说明的是，一定要在正规医院中医专科医师指导下进行辨证论治，切不可盲目自行服用药物进行治疗。

8 肛门失禁可以手术治疗吗

手术是治疗肛门失禁的一种重要方法。临床中采用手术治疗肛门失禁，主要是从两个方面进行，一是直接修复括约肌缺损，二是增强括约肌。具体的手术方案有很多，如肛门括约肌修补术、肛门紧缩术、环缩术、骶尾韧带移植术、会阴修补术、臀大肌移植括约肌修补术、人工括约肌植入术等。某些严重的肛门失禁患者甚至需要接受结肠造口术或回肠造口术的治疗。

目前，临床上报道的手术方式较多，具体的临床疗效也各不同，然而绝大多数效果却是差强人意。因此，手术作为治疗肛门失禁的一种手段，一定是在明确病因的基础之上，在有经验的临床医师指导下选择合适的手术方式。

此外，患者需要认识到，手术不是万能的，对于肛门失禁来说，要牢牢掌握预防大于治疗的原则，积极预防肛门失禁的发生才是最为重要的。

9 提肛锻炼可以治疗肛门失禁吗

提肛锻炼是一种既简便、又实用的肛门功能锻炼方法，具有预防和治疗肛门疾病的双重作用，国内外都很提倡该方法。提肛锻炼可以增强骨盆底肌肉群的张力，同时起到活血祛瘀的作用。因为提气缩肛门时，对肛周静脉产生一个排挤作用，能使局部静脉回流畅通。尤其选择在吸气时收缩肛门，腹内较低的压力更有利于肛门静脉血液的回流，从而改善局部血液循环，改善肛门括约肌功能，预防肛门松弛。提肛锻炼对防治及治疗肛门失禁具有十分明显的功效。

> 提肛锻炼可采用站、坐、卧等多种姿态进行，将肛门上提，做肛门上收的动作，自然呼吸或吸气时提肛缩腹，呼气时将肛门放下。此法不受时间和场地等条件的限制，一提一收为一次，每遍20~30次，每日2~3遍。

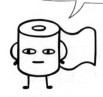

第十一章

直肠脱垂

Rectal Prolapse

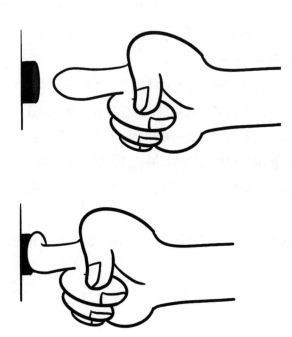

直肠脱垂自述

你出现过这种情况吗? 蹲下来排便时,突然间排出的不仅有粪便,还有肠子,硕大的直肠挂在肛门外。这时候你不必惊慌,将其清洗干净,平卧,小心缓慢将其推送回肛内,然后尽快去医院接受检查吧。

你可能会从医生口中听到我的名。我就是名气不大、危害不小的直肠脱垂。我的大名叫直肠脱垂,人们也叫我脱肛或截肠症。我是肛管、直肠黏膜、直肠全层和部分乙状结肠向下移位脱出肛门外的一种疾病。

我虽然名气不大,但是我岁数可不小了,怎么也得好几千岁了!你不信?我的名字最早在《五十二病方》中就有记载,之后的《诸病源候论》中记载的**"脱肛者,肛门脱出也"**就是我。在《神农本草经》中正式将我命名为**"脱肛"**。

虽然我是爷爷辈的,但是我尽量不给大家找麻烦,我的发病率还是比较低的,在肛门直肠疾病中只占约0.5%。我最喜欢和儿童、年老体弱者以及孕产妇做朋友,但主要的发病人群是先天性肛门括约肌发育不良者。我一般不会拿别人的生命开玩笑,但是也偶尔会跟人们做些小游戏,比如我喜欢躲在肛门外面不回去,时间长了就会引起疼痛、出血,甚至坏死。

你们对我有简单的了解了吧,先别着急走,我的秘密还有很多,听我慢慢道来。

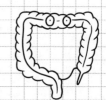

1° 直肠脱垂会造成肛门失禁吗

首先我们需要肯定的是，直肠脱垂迁延不愈，必然会影响正常的排便功能，最终导致肛门失禁的发生，多发生在体弱多病的老年人身上。那么，直肠脱垂到底是怎么导致肛门失禁的呢？

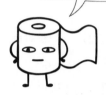

通过对肛门失禁的了解，我们知道肛门失禁的发生主要是肛门直肠的节制功能、感觉功能、完整性、正常容量等功能中的一项或者多项发生了异常，导致肛门的控制功能出现问题，最终表现为无法自主控制排便的情况。直肠脱垂长时间的反复发作，必然会导致盆底肌、耻骨直肠肌、肛门内外括约肌及其支配神经的结构和功能异常，从而出现肌肉松弛、张力降低、感觉异常等情况，最终成为肛门失禁。

2° 哪些原因会造成直肠脱垂

直肠脱垂最主要的发病原因是先天因素，所以很多患者在回答病史时都会说："小时候就有"，下面看看到底有哪些因素会造成直肠脱垂的发生吧。

（1）**小儿发育未完善**　小儿盆腔支持组织发育不够完善，不能对直肠承担充分的支持作用，骶骨弯曲尚未形成，耻骨直肠肌薄弱无力，使肛管直肠角较大，直肠呈垂直状态并活动。如果营养不良、久泻久痢、腹压持续增加时，直肠就会脱出。随着年龄的增长，10岁后会逐渐好转。

如果随着年龄的增长，脱出不仅没有缓解，且逐渐加重，那就属于病理性脱肛了，后期需要手术干预。

（2）**支持直肠的组织软弱**　肛门内括约肌和盆底肌先天发育不良、损伤、萎缩，不能支持直肠于正常位置。当腹压增高时，直肠发生移动而引起脱垂。

近年来一些学者通过对肛门外括约肌、耻骨直肠肌的肌电图研究，以及用组织学的神经切除术，证明了骨盆底肌群或括约肌麻痹也是发病的原因。

（3）**患持续性增加腹压的疾病**　如长期便秘、腹泻、气喘、百日咳等。

（4）**肛管直肠环损伤或括约肌松弛无力。**

（5）**多次分娩**　致使盆底肌及直肠支持组织松弛无力。

（6）**全身营养不良或久病卧床**　坐骨直肠间隙内脂肪被消耗，失去对直肠的支持作用。

（7）**腰骶神经损伤**　肛门部神经功能失调，使肛门括约肌松弛无力，造成大便失禁，直肠、肛管、直肠黏膜脱垂。

3 怎样预防直肠脱垂

直肠脱垂的发生严重影响人们的生活质量，目前临床治疗效果有待进一步商榷，因此，如何预防直肠脱垂的发生就显得尤为重要。预防直肠脱垂的发生，需要我们做到以下几点。

● 一旦出现脱肛的情况，需要及时前往正规医院就诊，以免反复发作而发展到严重程度。

● 避免负重远行，积极治疗慢性腹泻、便秘、慢性咳嗽等疾病，防治负压增高。

● 平时注意增加营养，生活规律化，切勿长时间蹲坐便盆，养成定时排便的习惯，防止大便干燥。便后和睡前可以用热水坐浴，刺激肛门括约肌的收缩。有习惯性便秘或排便困难的患者，除了要多食含纤维素的食物外，排便时不要用力过猛。

● 每天进行提肛锻炼。每日2~3次，练习提肛运动，即下蹲—站立—下蹲，每次连续做20次。下蹲时肛门放松，站立时用力收缩肛门，以增强盆腔肌肉筋膜对直肠的支持和固定作用，并能很大程度改善括约肌功能。如坚持个月会有很大改善。

4 自我诊断直肠脱垂的要点是什么

直肠脱垂最明显也是最重要的临床表现就是脱出。

初期，大便时直肠黏膜脱出，便后可自行复位。随着病情的发展和日久失治，身体抵抗力下降，脱出物逐渐增长、变粗，甚至咳嗽、走路、用力、下蹲时也会脱出，不易复位，须用手托回或卧床休息，方能复位。

除了脱出，出血、潮湿、坠胀也是常见表现。

一般无出血症状，偶尔因大便干燥、衣裤摩擦刺激、肠黏膜发生充血、水肿、糜烂，大便时有滴血、粪便带血或手纸擦血，但出血量均较少。由于部分患者肛门括约肌收缩无力，常有黏液自肛门内溢出或因脱出后未及时复位，直肠黏膜充血、水肿和糜烂，黏液刺激而感到肛门潮湿甚至刺痒。除直肠脱垂伴有发炎、腹泻、有坠胀感外，全层脱垂者由于直肠与乙状结肠套叠，压迫肛门部，影响血液淋巴回流，产生坠胀或里急后重。

除了上面说的这些表现外，还有腰骶部酸痛，尿频和大便次数增多，甚至发生嵌顿，但比较少见。直肠黏膜内脱垂常有一定程度的排便困难、排便不尽感。

5 诊断直肠脱垂需要做哪些检查

（1）视诊 患者取蹲位，往下用力做排便动作，直肠脱垂的脱出物为直肠，有明显的放射状纵形沟纹或直肠环圈，呈淡红色皱纹或放射状黏膜，无出血。

（2）指诊　直肠脱出，肛门括约肌明显松弛，指检扪诊为双层折叠黏膜，质软。如完全性脱垂，则见到长度在5cm以上的黏膜皱襞，呈环状沟，手指扪之甚厚，直肠腔位于脱垂端中心。

（3）肛门直肠镜　直肠脱垂黏膜呈环状隆起，呈均匀状。

此外，内脱垂患者常有便秘、排便不畅、排便未尽感，有时有带血黏液，检查时见不到直肠脱出，常使诊断发生困难。针对这类患者，我们常采用排粪造影，可显示脱垂和套叠得以确立诊断。

6 怎样区分直肠脱垂与内痔脱出

直肠脱垂临床并不多见，生活中人们更是少见，因此人们对直肠脱垂的认识程度并不是很高。日常生活中，直肠脱垂最容易跟内痔脱出相混淆，那么这两者之间到底有哪些区别呢？

> ↘ 首先，从外观上来看，常见的内痔脱出物为充血肿大的痔块，呈花瓣状或环状，容易出血，痔核之间凹陷有正常的黏膜，痔核多分颗脱出，色暗红或青紫色。而直肠脱垂脱出物为直肠，有明显的放射状纵形沟纹或直肠环圈，环状黏膜皱襞明显，色淡白或淡红，无出血。
>
> ↘ 其次，从指诊上来讲，内痔脱出的患者肛门松紧度正常。而直肠脱出的患者肛门括约肌可见明显松弛。
>
> ↘ 最后，通过肛门内直肠镜可以看到，内痔脱出的患者黏膜呈花瓣状且黏膜隆起的肉块大小不一，形如烂草莓。而直肠脱垂黏膜呈环状隆起，呈均匀状。

7 直肠脱垂的轻重程度是如何划分的

（1）古典分类法

不完全性直肠脱垂：脱出部仅为直肠下端黏膜，又称黏膜脱垂。脱出长度为2～3cm，黏膜皱襞呈放射状，脱出部为两层黏膜组成。脱出的黏膜和肛门之间无沟状隙。

完全性直肠脱垂：为直肠的全层脱出，严重者直肠、肛管均可翻出肛门外。脱出长度常超过10cm，甚至20cm，呈宝塔形，黏膜皱襞呈环状排列，脱垂部为两层折叠的肠壁组成，触之较厚，两层肠壁间有腹膜间隙。

（2）内脱垂和外脱垂分类法

内脱垂：直肠腔内黏膜与肌层分离，黏膜堆积肠腔但未脱出肛外，又称直肠内套叠。这种现象实际是直肠脱垂的初期表现。

外脱垂：外脱垂是指直肠全层脱出肛外。

（3）三度分类法（1975年全国衡水会议制定）

Ⅰ°直肠脱垂：排便或增加腹压时直肠黏膜脱出肛门外，长度约3cm，触之柔软，便后脱出部分可自行回纳。指诊时有脱垂黏膜堆积在肠腔内，触之柔软，能上下移动。镜检时由于黏膜松弛向下脱垂，而不易看到肠腔开口。

Ⅱ°直肠脱垂：排便或增加腹压时直肠全层脱出，长度可达4～8cm，手压迫复位，触摸脱出的包块肥厚有弹性，肛门括约肌较松弛者。

Ⅲ°直肠脱垂：排便时肛管、直肠、部分乙状结肠外翻脱出，长达8cm以上，用手推压较难复位。脱出部为黏膜糜烂，触之肥厚，失去弹性，括约肌松弛，手法复位后肛门闭合不紧者。

8 哪些药物可以治疗直肠脱垂

目前临床上治疗直肠脱垂多采用手术治疗，不同术式临床效果差异较大，目前尚无公认的疗效确切的手术方式。这种情况下，适当地采用中医药物治疗，亦能起到不错的治疗效果。

（1）中药外用

坐浴： 用收敛固脱洗剂，乌梅15g，石榴皮30g，五倍子15g，明矾15g，槐花10g，苦参15g。水煎，于脱出时坐浴，每次5～10分钟。坐浴后应及时将脱出直肠还纳肛内。本方法尤其适合小儿脱肛。

外敷： 用脱肛散，磁石1钱，军姜1钱，枯研5分。研极细末，以葱涎调，以棉絮蘸，塞肛内。可用于内痔和直肠脱垂。

也可用枯矾、五倍子、石榴皮、三七粉、冰片共研细末，敷于脱出的黏膜上，然后将脱出部分回纳。

（2）中药内服 虚则补之，下者举之，中医多以补中益气、升提固摄治之。常用中成药如补中益气汤、六味丸、八味丸、十全大补丸、金匮肾气丸等。

9 小儿直肠脱垂需要手术治疗吗

小儿直肠脱垂多以婴幼儿好发，一般发病年龄为1～5岁，小于1岁及大于8岁者少见。因婴幼儿尚处于生长发育过程中，肛门的盆底肌、耻骨直肠肌、肛门内外括约肌及其支配神经的结构和功能尚不完善，且小儿直肠脱垂多为直肠黏膜脱垂，即不完全性脱垂，多数患儿通过保守治疗后可以痊愈，因此临床上多将小儿直肠脱垂认为是一种自限性疾病，即适当的非手术干预即可达到明显的治疗效果。

但是，临床中少数完全性直肠脱垂患儿，经保守治疗效果不理想，或经硬化疗法治疗无效者可考虑手术治疗。小儿直肠脱垂手术方式较多，各种手术方式均能取得一定的临床效果，但有些术式操作复杂，创伤大，恢复时间长，有一定的复发率，并发症也多，有些手术还需承受二次拆线的痛苦。因此临床小儿直肠脱垂是否需要手术治疗以及手术方式的选择应当慎重。

总的来说，对于小儿直肠脱垂治疗方案的选择，目前尚无统一意见。在制定治疗方案时，应根据患儿脱垂严重程度、脱垂后能否自行复位、有无嵌顿之风险、脱垂频次、保守治疗效果等具体情况进行综合判断，结合医师自身治疗经验，选择一个符合患儿的个体治疗方案。

10 治疗直肠脱垂哪种手术方法好

国内外治疗直肠脱垂的术式有很多，但没有一种被公认为是最好的。选择一种术式，除疗效因素外，重要的是必须安全，并发症可控。

现阶段，我们临床多采用"黏膜结扎肛管紧缩固定术"。通过对比多种直肠脱垂的治疗方法，认为内套叠和肛管松弛是直肠脱垂发病的两个关键要素，在进行手术设计时就重点针对这两点进行纠正。

近十年的临床观察显示，该术式操作简便，安全有效，术后恢复快，效果令人满意，80%的患者一次治疗即获得痊愈，广泛应用于不同程度的直肠脱垂。

11 直肠脱垂手术后怎样换药

直肠脱垂作为临床肛肠科一种较为复杂的疾病，手术后的护理同样影响手术的效果。

直肠脱垂手术后，多以流食、半流食为主，这种食物易消化吸收，形成的粪渣少，不会对伤口产生过大的影响。适当延长患者术后第一次排便的时间，一般来说术后24小时禁止患者排便。避免过早排便导致伤口裂开，出血，或黏膜再次脱垂下来。同时，患者应多食水果蔬菜，忌食辛辣食物，少食油腻之品。

　　经过术后调整，患者顺利完成第一次排便后，应该如何继续进行创面的清洁及换药呢？肛肠科手术后换药是非常关键的环节，尤其对于接受直肠脱垂手术治疗的患者，这类患者往往手术创面较大，容易感染。因此，患者每日排便后应进行坐浴或者熏洗，使肛周肌肉放松，促进肛周血液循环，然后用生理盐水或者外用杀菌洗剂反复清洗创面及肠腔，排除肠腔内的残余粪便以及分泌物，该过程可在肛门直肠镜下辅助进行。清洗完成后，医生给患者换药，药物多以抗菌、消炎、止痛、促进伤口愈合为主，同时换药时要做到药物足量、到位、动作轻柔，以减轻患者痛苦。

慢性结肠炎

Chronic Colitis

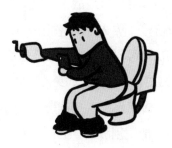

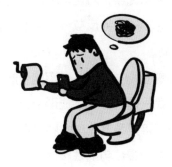

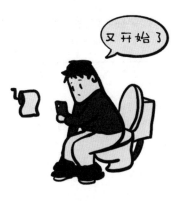

慢性结肠炎自述

等了这么久终于轮到我慢性结肠炎登场了。俗话说得好，老将出马，一个顶俩，看看我的光辉战绩吧！据统计，我国**40岁**以上的中老年人，慢性结肠炎的发病率高达**16.5%**，男女比例相当，儿童少见。

什么？不就是肠道有炎症，用点消炎药不就能治好了？你要这么说我可就生气了，我可不是普普通通的炎症，而且吃了消炎药也绝对治不好。

让我先给你科普一下吧。炎症其实是机体的一种防御反应，当侵害机体的"敌人"来犯时，身体会积极应战，通过炎症充血和渗出反应来稀释、杀伤、包围或消灭这些**敌人**（损伤因子）。这时候，局部组织会出现红、肿、热、痛和功能障碍。完成杀敌任务后，局部的炎症也会慢慢消退。机体的这种反应过程，医学上叫免疫反应。

而我慢性结肠炎则是一种**"坏"**的炎症反应。为什么这么说呢？慢性结肠炎患者的免疫系统不能识别敌我，把自己人（自身组织）当坏人而展开围剿的时候，就会滥杀无辜，对正常组织造成损伤。由于是正常组织遭到围剿，所以肠道局部的炎症反应一直不退，这种炎症反应就是坏事。这就是我的发病机制。

我是一个非常宽泛的概念，广义讲，**一切**能引起肠道慢性炎症反应的疾病都是我。狭义讲，我只是一种以不成形便，或伴腹泻、腹痛、腹胀，但并不便脓血，肠镜下可见肠道充血水肿的疾病。一般提到我都是指狭义的，主要包括西医学的慢性功能性腹泻、肠易激综合征，中医学的泄泻、五更泻等。

自我介绍就到这里了，如果你还想更深入地了解我，慢慢往下看。

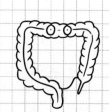

1　哪些原因会引起慢性结肠炎

目前临床上对于导致慢性结肠炎的病因并没有清晰的认识，中医学和西医学都分别有自己的观点。西医学普遍认为慢性结肠炎主要与免疫功能紊乱和肠道菌群失调有关，而中医学认为慢性结肠炎是由于脾胃或脾肾虚损导致的。我们分别从不同的角度来了解一下慢性结肠炎的病因。

（1）**免疫因素**　免疫是人体对抗外来侵袭的一种保护性反应。但如果免疫系统出现了问题，分不清敌我，误把自身组织当成外来异物进行围剿，就会对自身组织造成伤害，这就是自身免疫性疾病。如系统性红斑狼疮、类风湿关节炎、硬皮病、甲状腺功能亢进等就是这类疾病。现在认为，慢性结肠炎的发病与免疫有着密切的关系，这种关系主要体现在体液免疫、细胞免疫、免疫复合体3个方面。

> **体液免疫**：本病患者免疫球蛋白常有升高，并在血清中找到多种非特异性的抗结肠抗体。
>
> **细胞免疫**：本病患者的周围血中T淋巴细胞数和比率、淋巴细胞转化率、白细胞及巨噬细胞游走抑制因子均有降低，说明本病的发生与细胞免疫功能下降有关。
>
> **免疫复合体**：本病患者的结肠黏膜固有膜中有IgG、补体和纤维蛋白原沉积的免疫复合体存在。用人类血清蛋白和抗血清白蛋白预制成的复合物可制成本病的动物模型。这些都说明免疫复合体可能是产生本病局部病变的原因之一。

此外，本病患者及家族成员中常伴有关节炎、结节性红斑、眼睛葡萄膜炎与血管炎病变等肠道外的免疫性疾病，同样表明慢性结肠炎发生与免疫因素密切相关。

（2）**肠道菌群失调**　有学者认为肠道内致病菌与正常菌群的比例失调是本病发病的触发点。在多项小鼠模型实验中发现，本病患者急性期和缓解期肠道内细菌种类增加，但肠道内双歧杆菌和乳酸杆菌减少。用细菌培养以及定量PCR检测慢性结肠炎患者与健康对照者的肠道黏膜细菌，发现慢性结肠炎患者肠道黏膜细菌显著高于对照组。

由于肠道菌群失调或易位，导致肠上皮通透性增加，防御性下降，使肠黏膜功能受损，肠腔内的抗原、内毒素等促炎物质进入肠黏膜固有层，而诱发免疫反应。临床上应用激素、免疫抑制剂治疗慢性结肠炎有效，进一步说明慢性结肠炎患者免疫耐受性降低。

（3）**脾胃或脾肾虚损**　中医学认为导致慢性结肠炎的原因主要有饮食所伤、情志失调、肾虚无能助脾三方面因素。

> ↘ **饮食所伤**：饮食不节，过食辛辣炙煿、肥甘厚味，损伤脾胃，纳运失职，水谷不能化为精微营养，反成痰浊水湿、阻碍中焦升降气机，影响大肠传导功能而发生泄泻。饮食所伤是脾虚的一个重要原因。
>
> ↘ **情志失调**：人体五脏间是相生相克的关系，肝和脾关系最为密切，思伤脾，日久忧思恼怒，所欲不遂，肝失疏泄，肝气横逆乘脾，脾胃受制，运化失常而成泄泻。这叫肝郁乘脾。
>
> ↘ **肾虚无能助脾**：肾阳虚衰，命门之火不能温煦脾土，不能帮助脾胃腐熟水谷，消化吸收，运化失常就会出现泄泻。这就是老年人五更泻的原因。黎明之前，阳气不振，阴寒较盛，故容易发作。所以慢性结肠炎更青睐老年人。

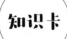

什么是菌群失调

　　肠道微生态系统只有处于固有的平衡状态，才会发挥对宿主的正向作用，一旦这种平衡状态被破坏，肠道就会成为很多疾病的源头。所谓的菌群失调就是益生菌数量下降，有害菌和中性菌数量上升，超过机体的防御能力，而对身体造成损害的一种状态。

　　根据菌群失调的程度分为以下几种情况。

　　一度失调：只能从细菌定量检查上发现其变化，临床上无明显表现。在诱因停止后，不经治疗可自行恢复。

　　二度失调：去除诱因后不可逆。在临床上表现为慢性肠炎、慢性肾盂肾炎、慢性口腔炎或咽峡炎等。

　　三度失调：原来的正常菌群大部分被抑制，只有其中的少数菌种成为优势菌，出现急性临床表现，甚至病情凶险。

　　临床可以根据一些症状大致判断。肠道菌群失调时，有害细菌产生大量恶臭气体，如氨气、硫化氢等，屁味恶臭，产生毒素多，这些毒素不能被及时排出体外，从而被肠道重新吸收，可引起身体异常，如打嗝、腹胀、排便困难等。表现在面部，则容易出现痤疮、扁平疣、牛皮癣、蝴蝶斑等皮肤病。表现在身体上，可出现头晕、头痛、神疲乏力、气短、面色无华、神经过敏、烦躁不安、食欲不振、嗅觉丧失等症状。

2 自我诊断慢性结肠炎的要点是什么

　　（1）**腹泻**　大便很少成形，多为糊状或溏便。有时在稀便中还夹杂黏液。但无血。多数患者1天超过1次大便，有时晨起即泻，有时饭后即泻，或紧张时即泻。即使有所缓解，食用不洁食物后马上又会腹泻。起病缓慢，可持续不缓解或活动与静止交替呈慢性反应。

　　（2）**腹痛**　多为左下腹疼痛，呈隐隐作痛，喜按，或可摸到腹部长条形包块。有时脐周疼痛。

（3）**腹胀**　下腹胀满，或胀痛。

（4）**其他**　迁延日久，症状反复超过2个月；体重下降，消瘦；精神不振；少数患者表现为腹泻与便秘交替出现。

一旦出现了上述症状，建议尽快去医院找专科医生进行系统的检查和治疗。

3 诊断慢性结肠炎需要做哪些检查

（1）**外科指诊和视诊**　通过肛门指诊以及直肠镜视诊，可以有效排除肛门直肠相关疾病。

（2）**便常规检查**　患者的粪便中是否存在血液，是否有感染，是否有白细胞，是否有寄生虫，都可以通过便常规检查得到解答。

（3）**血常规检查**　可以检查感染和炎症情况。

（4）**结肠镜**　慢性结肠炎必须通过内窥镜检查才能明确炎症的不同范围和病变的程度，从而明确诊断。有时候，结肠镜并没有发现肠道炎症和水肿，但也不能就此排除慢性结肠炎可能。同时可以在做结肠镜时取部分结肠组织和结肠液，进行病理学检查。

因为慢性结肠炎为一种自身免疫系统异常导致的功能性病变，所以通过临床检查有时无法明确慢性结肠炎，这时有经验的临床医生就需要通过患者的具体临床表现来进行综合判断。

4 怎样区分慢性结肠炎与溃疡性结肠炎

我们一般认为人体的肠道炎症分为感染性的和非感染性的。

感染性肠炎多有不洁饮食史，一般通过抗炎和补液症状很快就会得到明显改善，或者消失。如果通过一定时间的治疗，症状没有明显改善，就要考虑是否为非感染因素所致。慢性结肠炎和溃疡性结肠炎多为非感染因素导致的，溃疡性结肠炎具体的临床表现如下。

（1）**便血**　是溃疡性结肠炎的早期和最主要症状，鲜血或暗色血，后期是黏液或脓血便。鲜血多为直肠溃疡，一般血量比较大，出血日久可导致贫血。

（2）**腹痛**　重症和活动期，腹痛比较明显，疼痛拒按，在排便后或给予止痛剂方可缓解。

（3）**里急后重**　急于想排便，但排出不畅，肛门重坠，多伴有脓血便。排便次数多。

（4）**腹泻**　是否腹泻和腹泻的次数可反映溃疡侵犯的范围。如果仅发生在直肠，大便一般会成形，也很少会腹泻。但如果累及全结肠就会出现腹泻，最多时可达日行数十次，消瘦严重。

（5）**肠外症状**　偶尔会伴关节炎、虹膜睫状体炎、肝功能障碍和皮肤病变及发热等。

溃疡性结肠炎可见明显的脓血便，而慢性结肠炎未见明显出血。溃疡性结肠炎相关肠道症状比慢性结肠炎更重。

5 慢性结肠炎可以治愈吗

只要通过及时规范的治疗，大多数慢性结肠炎患者可达到临床治愈。但是因为本病多因免疫异常导致，所以临床容易复发，日常养护的意义大于药物治疗，平时应该在以下几个方面加以注意。

（1）**心态平和**　对于本病来说，平和的心态胜过任何灵丹妙药。很多患者都有这样的体会，经过一段时间的治疗，各方面都控制得非常好，但一生气、发脾气或者一件事想不开，马上就会发病。情志多属肝，肝气不舒，人体整个功能状况都会下降，同时脾也会成为第一个受害者，肝气犯脾，胃肠道马上就会表现出来。所以一定要控制好自己的情绪。

（2）**注意保暖**　本病患者大多数都属于脾虚或脾肾两虚的虚寒体质，所以要注意保暖，避免受寒。

（3）**合理膳食**　注意饮食卫生，忌食油腻、厚味、坚硬难于消化的食物。豆类及豆制品，麦类及面制品，以及大蒜、韭菜、洋山芋、皮蛋、卷心菜、花生、瓜子等易产气食物，应少进食。牛奶滑肠应禁食。西瓜、香瓜、黄瓜、香蕉、桃子、柿子、枇杷、生梨等瓜果性属寒凉，会损及脾阳，又易滋生湿邪，困阻脾胃的运化功能，有的还有滑肠作用，从而导致腹泻频作。

应食用有营养、高能量、易于消化的食物，用扁豆、薏苡仁、莲子、山药等熬粥。亦可少量食用苹果、柠檬等水果。

五更泻者，可食用附子煨羊肉、胡椒粉、金樱子粥等。

（4）**增强体质**　患者平常应加强锻炼，如打太极拳，以强腰壮肾，增强体质。

6　哪些西药可以治疗慢性结肠炎

（1）**抑制肠蠕动药**　合成的鸦片类制剂，如可待因、苯乙哌啶、洛哌丁胺、复方樟脑酊，作用机制是抗蠕动、抗分泌，可用于任何慢性腹泻。

但有成瘾性和对炎性肠道病久用导致巨结肠的危险，对感染性腹泻可能会延长腹泻病程，应慎用。

（2）**肠黏膜保护剂**　蒙脱石散，对消化道黏膜具有很强的覆盖能力，加强消化道黏液屏障，有效阻止病原微生物的攻击。药效可维持6小时之久，是临床肠道疾病的常用药。也可用于孕妇及哺乳期妇女腹泻、结肠炎性病变。成人每日3次，每次1袋，亦可用2~3袋溶于温水50~100mL，保留灌肠，每日1次。

该药因来源于纯天然矿物，安全性高、副作用轻，在肠道疾病治疗中广泛应用。

（3）**益生菌** 如双歧杆菌三联活菌散、双歧杆菌活菌胶囊、双歧杆菌乳杆菌三联活菌、地衣芽孢杆菌活菌胶囊、枯草杆菌肠球菌二联活菌肠溶胶囊等，可以选择1～2种使用。

根据病情以上药物可以在医生指导下单独使用，或配合使用。

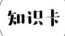

人体中有哪些益生菌

益生菌是一种能对身体健康和生理功能产生积极影响的非病原微生物，在维持人类正常消化吸收、免疫和营养代谢方面起到关键作用。主要由双歧杆菌、乳酸菌和革兰阳性球菌组成，广泛存在于人体皮肤和各腔道中。

双歧杆菌是1899年由法国学者Tissier从母乳喂养婴儿的粪便中分离出的一种厌氧的革兰阳性杆菌，末端常常分叉，故名双歧杆菌。它是人体肠道内的最主要益生菌，幼儿时期数量可占肠内细菌总量的25%，但到老年时期数量会递减至7.9%以下。双歧杆菌对人体健康有着重要作用，是人体的健康标志。

乳酸菌是一群能从可发酵性碳水化合物中产生大量乳酸的革兰阳性细菌的通称，广泛存在于人、畜、禽肠道以及许多食品中。像泡菜、酸奶、酱油、豆豉等，都是应用乳酸菌这种原始而简单的菌发酵产生的代谢产物。乳酸菌不仅可以提高食品的营养价值，改善食品风味，提高食品保藏性和附加值，而且能够调节机体胃肠道正常菌群、保持微生态平衡，提高食物消化率，降低血清胆固醇，控制内毒素，抑制肠道内腐败菌生长繁殖和腐败产物的产生，制造营养物质，刺激组织发育，从而对机体的营养状态、生理功能、细胞感染、药物效应、毒性反应、免疫反应、肿瘤发生、衰老过程和突然的应急反应等产生作用。由此可见，乳酸菌的生理功能与机体的生命活动息息相关。可以说，如果乳酸菌停止生长，人和动物就很难健康生存。

哪些中药可以治疗慢性结肠炎

本病病位在肠，发病与脾胃肝肾有关，基本病机以脾虚湿胜为主，故健脾化湿为基本治则，兼顾其他。下面介绍临床最常见的3个证型。

（1）脾虚夹湿型 神疲乏力、纳呆脘闷、肠鸣腹泻、粪便夹有不消化物为特征，舌淡苔白，脉濡缓。方用参苓白术散或香砂六君子汤加减。偏寒加肉桂、炮姜；偏热加黄连、黄芩与炮姜寒温并用。治慢性功能性腹泻可用此法。

（2）肝气侮脾型 腹泻与情绪变化后发生，以胸胁胀满疼痛、腹痛即泻、泻后痛减、大便不畅为特征，苔薄白，脉弦细。方用逍遥散合痛泻要方加减。重加白芍、炙甘草以缓急止泻，同时加槟榔、焦三仙以消补兼施。治肠易激综合征可用此法。

（3）脾肾两虚型 是本病的严重和难治阶段，病程较长，以畏寒、面色㿠白、腰膝酸冷、肠鸣腹泻多在黎明前，或滑泻、泻下完谷不化之物为特征，舌淡苔白滑、脉沉细无力。方用四神丸合连理汤加减。改干姜为炮姜，入乌梅、芡实、乌药等温涩肠道。治五更泻可用此法。

第十三章

肠易激综合征

Irritable Bowel Syndrome

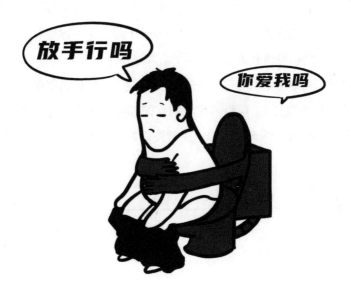

肠易激综合征自述

　　我的英文名字是Irritable bowel syndrome，简称IBS。我的姓是syndrome，表示我是综合征大家族的成员，我们分别代表某一类症候群。我代表哪一类呢？看我的名：irritable——敏感、易怒、急躁的，bowel——大便。总之我常表现为大便问题。**20～50岁**的中青年人更容易受我影响，其中女性稍多于男性。有时我会喜欢接近一些家族，让该家族的大部分人随我律动。谁的肠道被我影响，可能会肚子不舒服，大便后会好些。随我热舞的人——腹泻，随我打坐的人——便秘，随我变化的人——两种交替，随我神经质的人——各种不一定。按照大便的性状将被我影响的人分为：腹泻型、便秘型、混合型和不定型4种临床类型，在中国以腹泻为主型多见。我神秘感十足，全世界的专家也没把我的病因和发病机制研究清楚，只猜了个大概。

　　我是个有魅力的坏小子——神秘且有魅力（能影响很多人，甚至有人为我抑郁为我狂），可我不是坏到家的那种大坏蛋，我一般不害人性命，而且有时我会休息，不想出来散发魅力。想不想听听我的故事？请往下看。

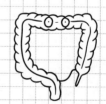

肠易激综合征有哪些危害

肠易激综合征具有起病比较缓慢，间歇性发作的特点。它的危害主要表现在如下两方面。

（1）不适症状对生活的干扰　肠易激综合征患者白天可能有各种不适症状，如腹痛或腹部不适，伴有大便的异常、腹胀、腹泻、便秘或腹泻便秘交替出现；部分患者合并背痛、头痛、心悸、尿频、尿急、性功能障碍。这些症状如果比较明显，给人们的日常生活、工作安排、出行等制造了很多麻烦。不过多数症状夜间睡着后能减轻，虽然病程长，但对全身健康状况的影响并不太大。

（2）对精神心理的影响　部分患者尚有不同程度的心理精神异常表现，如焦虑、抑郁、紧张等。

哪些原因会引起肠易激综合征

目前国际上比较公认的本病的发病原因有：胃肠动力异常、内脏感觉异常、脑-肠轴调控异常、炎症、精神心理等多种因素以及它们的共同作用。

（1）胃肠动力紊乱　腹泻型肠易激综合征患者常有胃肠动力亢进，便秘型患者则正好相反，常有肠道动力不足。总而言之，就是肠易激综合征患者的肠道不能持续、规律地好好干活，而有点"神经质"。因此有可能引起肠动力紊乱的不良饮食、作息习惯要引起我们的注意。

（2）内脏、中枢感觉异常　有研究发现多数肠易激综合征患者的管腔（直肠）对扩张感觉过度敏感。这就意味着同样的大便量，在普通人的肠内不会被感知，但在肠易激综合征患者的肠道（多为直肠），这种刺激可被放大为腹痛和便意。也有研究发现，肠易激综合征患者负责感受内脏疼痛的中枢通路与正常人有所不同，而且腹泻型与便秘型之间的大脑反应区也有所不同。

（3）脑-肠轴调节异常　部分肠易激综合征患者存在中枢神经系统与肠道

神经系统之间交互和调节与常人不同。

（4）**肠道感染与炎症反应**　有研究显示，急性肠道感染可能增加发生肠易激综合征的风险。如果我们饮食不当，比如吃了自己肠胃耐受不了的生冷、辛辣食物、大量冷的水果、过多豆类、乳制品或过量饮酒等，有可能会增加患肠易激综合征的风险。另外，长期服用药物不当，如长期口服抗生素、蒽醌类泻药，也可能会引起肠道菌群失调，令肠道少了保护，容易发生炎症。

（5）**精神心理因素**　肠易激综合征患者常有焦虑、紧张、抑郁等心理异常。同时焦虑、抑郁、易激动、失眠等也可能诱发或加重本病症状。

3 怎样预防肠易激综合征

- 保持心情舒畅、平和。如果人总处在较大的压力下，更要注意调整自己的心态。如果长期处于敏感、焦虑、抑郁的状态中，我们的胃肠道会受到影响，随之变得同样敏感。
- 规律饮食，规律作息。让我们的身体，尤其是肠胃处于有节律地工作状态，以免它突然变得"神经质"。
- 注意腹部保暖，少进冷食冷饮。

这些其实也是我们保养肠胃的通用要点，脾胃不好的人更要借鉴。

4 自我诊断肠易激综合征的要点是什么

自我明确诊断肠易激综合征比较困难。建议参考目前国际上通用的罗马Ⅳ诊断标准，如果符合，到医院就诊，让医生明确诊断。

首先是没有发现器质性疾病的基础上，出现反复发作的肚子疼或者肚子不舒服，而且最近3个月内每周发作至少3天。

与此同时还伴有以下2～3项症状：

● 肚子不舒服与排便相关，一般表现为大便后肚子胀、痛缓解。

● 排便频率改变。

● 粪便性状（外观）改变。

还有一些症状没有被列入诊断标准，但对诊断也有帮助的，如排便频率异常，每周排便少于3次或每日排便多于3次；粪便性状异常，干球粪或硬粪，糊状粪或稀水粪；排便费力；排便急迫感、排便不尽、排黏液及腹胀。

> 必须提醒注意的是：如果符合以上情况，需要到医院消化科就医，医生会通过检查来排除其他的器质性疾病，最终明确诊断。

5 诊断肠易激综合征需要做哪些检查

肠易激综合征没有什么金标准的确诊检查，所做的检查都是为了排除其他疾病以免误诊。怀疑患有肠易激综合征的朋友可以到医院，在医生指导下做体格检查和辅助检查。

● 多次（至少3次）大便常规培养，看是否伴随肠道炎症。

● 便隐血试验，阳性更倾向于其他疾病。

● 粪便检查中钙防卫蛋白在鉴别本病和炎症性肠病中发挥一定的作用。

● 抽血检验的血常规、血沉以及甲状腺、肝、胆、胰腺、肾功能相关检查指标。

● 尿常规。部分本病患者可能会伴有尿频、尿急表现。

● 对于年龄在40岁以上的患者，还要进行结肠镜检查。检查中可进行黏膜活检以排除肠道感染性、肿瘤性疾病等。

● 钡剂灌肠X线检查和腹部超声检查，也常用来进行排除诊断。

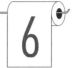

怎样区分肠易激综合征与慢性结肠炎

肠易激综合征是一组肠道功能紊乱性疾病。本病虽然表现为腹痛、腹胀、排便习惯、大便性状改变，但患者常没有胃肠道结构和生化异常。患者的不适症状一般超过3个月，腹痛、不适等可在排便后缓解，虽有时会反复发作，但不会影响全身健康。通常表现为轻度水肿，没有糜烂和溃疡。

而凡是结肠的慢性炎症都可称为慢性结肠炎，广义上是一种慢性、反复、多发、各种病因导致的肠道炎性水肿、溃疡、出血等病变，狭义上讲是指溃疡性结肠炎。慢性结肠炎的好发年龄段也是20~50岁，不过男女患者比例差不多，除与肠易激综合征相似的症状以外，往往还伴有消瘦、贫血等全身症状。

它们最重要的区别是慢性结肠炎属于器质性病变，也就是肠道的炎性水肿、溃疡、糜烂、出血病变。就诊时通过结肠镜检查，可以看到结肠内有黏液、血性分泌物、肠黏膜粗糙、易出血，严重的有多发性溃疡或是弥漫性黏膜充血、水肿等。若不及时治疗或防治不当还可能导致肠道大量出血、穿孔甚至癌变等，对人体健康的影响一般会大于肠易激综合征。

肠易激综合征可以治愈吗

较轻的、比较早期的肠易激综合征如果能得到及时的治疗，并且解决了致病原因后，部分患者是可以治愈的。不过，肠易激综合征是一组功能紊乱性症候群，既然是功能性问题，那么如果再次出现影响功能的诱发因素，部分患者依然会再次发病。所以对于绝大部分患者来说，绝对治愈、再也不复发可能性比较小。所以对于这种人体肠道系统紊乱造成的疾病，目前较多医生的观点是，肠易激综合征可以调节，没有所谓的根治。

目前对本病的治疗只限于对症处理。中华医学会消化病分会胃肠动力学组在《肠易激综合征诊断和治疗的共识意见》中提出："治疗目的是消除患者顾虑，改善症状，提高生活质量。治疗原则是建立在良好医患关系的基础上，根据主要症状类型进行症状治疗和根据症状严重程度进行分级治疗。注意治疗措施的个体化和综合运用。"

这就需要患者除了药物治疗以外，还应注意生活习惯、饮食习惯和精神状态。

在饮食方面，要做到：尽量避免饮用咖啡、浓茶、酒等刺激的食物；少吃过于油腻的食物；减少产气食物（奶制品、大豆、扁豆等）的摄取；少吃冷食，尽量不喝冷饮。另外，因为每个人的肠胃不同，有的人会发现一些食物容易引起自己肠道敏感，对这些食物也要避免食用。对于便秘型的肠易激综合征患者，高纤维食物（如麸糠、红薯、玉米等）可刺激结肠运动，对改善便秘有明显效果，可以多吃。

生活起居方面，要注意腹部保暖，作息规律，保持心情舒畅，精神不要过于紧张，避免失眠。

对于有明显失眠、焦虑等症状者，可适当遵医嘱服用镇静药。

对于心理压力比较大，甚至合并心理异常状态的患者，除了一般的药物治疗，必要时也可以接受一些心理和行为治疗、生物反馈治疗。

8 哪些西药可以治疗肠易激综合征

药物治疗肠易激综合征的原则是对症治疗，目的是调整胃肠道功能和解决不适。常用的药物一般分为以下几种。

（1）针对腹痛——胃肠道解痉药

钙通道阻滞剂——如硝苯地平对腹痛、腹泻有一定疗效；匹维溴胺可选择性作用于胃肠道，副作用少，目前最为常用。

抗胆碱药物——如阿托品、颠茄、莨菪碱类也能改善腹痛症状，但不良反应多，一般作为症状重的腹痛的短期对症治疗。

（2）针对腹泻——**止泻药**　一般的腹泻宜使用吸附止泻药（如蒙脱石散等）。处方药洛哌丁胺或复方地芬诺酯止泻效果好，适用于腹泻症状较重者，但不宜长期使用。

（3）针对便秘——**泻药和促胃肠动力药**　便秘型患者可以酌情使用导泻药，可试用容积性泻剂（如甲基纤维素）和渗透性轻泻剂（如聚乙二醇、乳果糖等）。刺激性泻剂应慎用。促胃肠动力药（如西沙必利）有助改善便秘和腹胀。

（4）针对肠动力紊乱——**胃肠动力双向调节剂**　如马来酸曲美布丁片。

（5）针对合并心理问题——**精神类药物**　对腹痛、腹泻症状重的患者，如果其他治疗无效，尤其是具有明显精神症状的患者，适当予以镇静剂、抗抑郁药、抗焦虑药，对病情有一定帮助。

（6）针对肠道菌群失调——**肠道微生态制剂**　如双歧杆菌、乳酸杆菌等制剂，可纠正肠道菌群失调，对腹胀、腹泻有效。

9　哪些中药可以治疗肠易激综合征

中医药治疗肠易激综合征依然是本着"辨证论治"原则。根据肠易激综合征的临床表现，本病多数可归于中医学"腹痛""便秘"与"郁证"范畴。中医学认为，本病虽表现在大肠，但却与肝、脾、胃等脏腑功能失调有关。

中医理论中认为本病较常见的病机如下。

● 情志失调而致肝气郁滞，肝脾不和，引起肠道气机不畅，肠腑传导失司，对应着因为心情和情绪影响而得病的，或者伴随明显焦虑、抑郁的患者。

● 因中寒日久和脾阳虚弱损及肾阳，阳虚不能温煦中焦，运化失常而致泄泻，对应着本身体质就是脾肾阳虚类型而得病的患者。

● 此外还有因饮食不当、过度劳倦与受寒而引起脏腑功能失调而发病的。

所以，患了肠易激综合征要到正规的医院寻求个体化治疗，中医医师应用辨证治疗多数可以收到较好的效果。

第十四章

溃疡性结肠炎

Ulcerative Colitis

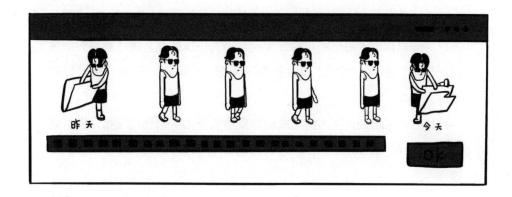

溃疡性结肠炎自述

我的全名是"**非特异性溃疡性结肠炎**",小名叫溃结,英文名Ulcerative colitis,简称UC。中医学称我为"痢疾""泄泻""便血""肠风"或"脏毒"。我是常见的消化系统疑难疾病,治愈率低,易复发,具有较高的癌变率,与结肠癌的发病密切相关。

解释一下我的名字。

首先,非特异性。特异性炎症指有明确的致病原。一般是由于一些特定的致病因子刺激机体,免疫系统发挥作用产生特异反应而形成的炎症,比如结核病,**由结核杆菌引起**。与之相反,非特异性炎症则表示没有发现明确的致病原。

其次,溃疡性。我是一种发生在肠黏膜上的溃疡,十分顽固,反复发作,一旦确诊,治愈的可能性微乎其微。不仅如此,我对肠道的损害是严重的,水肿、糜烂、溃疡甚至癌变等。可以说,我是一种可怕的溃疡。

最后,结肠炎。因为我造成的病变多位于乙状结肠和直肠,也可延伸至降结肠,甚至整个结肠。表现为慢性或亚急性腹泻、黏液脓血便及腹痛等。

越发达的地区我的发病率越高,北美和欧洲等发达地区的患病率高于亚洲和中东地区。同一个地区,随着经济情况变好,我的发病率也会升高。很神奇吧?我可在任何年龄发病,最常发生于青壮年期。中国高发年龄为20～49岁,性别差异不明显。

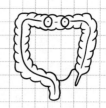

溃疡性结肠炎有哪些危害

溃疡性结肠炎常会引起腹痛、腹泻、营养不良、消瘦、贫血等，重症患者可能出现以下并发症。

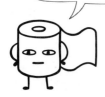

（1）**中毒性结肠扩张**　在急性活动期发生，发生率约2%。由于炎症侵袭肠壁较深导致肠壁阶段性麻痹，肠内容物和气体大量积聚，从而引起急性结肠扩张，肠壁变薄。临床表现为病情迅速恶化，中毒症状明显，伴腹胀、腹痛，肠鸣音减弱或消失，易并发肠穿孔。病死率高。

（2）**肠穿孔**　发生率为1.8%左右。多在中毒性结肠扩张基础上发生，引起弥漫性腹膜炎。

（3）**大出血**　是指出血量大而要输血治疗者，其发生率为1.1%～4.0%。除因溃疡累及血管发生出血外，低凝血酶原血症亦是重要原因。

（4）**息肉**　本病的息肉并发率为9.7%～39%，常称这种息肉为假性息肉。息肉好发部位在直肠、降结肠及乙状结肠，向上依次减少。其结局可随炎症的痊愈而消失，随溃疡的形成而破坏，长期存留有癌变的可能。

（5）**癌变**　多见于结肠炎病变累及全结肠、幼年起病和病史超过10年的患者，需要在医生的指导下进行癌症筛查。

（6）**小肠炎**　并发小肠炎的病变主要在回肠远端，表现为脐周或右下腹痛，水样便及脂肪便，使患者全身衰竭进度加速。

（7）**与自身免疫反应有关的并发症**　关节炎，并发率为11.5%左右，多在肠炎病变严重阶段并发。以大关节、单个关节病变多见，表现为关节肿胀、滑膜积液，而骨关节无损害。

皮肤黏膜病变，发生率为4.7%～6.2%。以结节性红斑表现为多见，此外还有多发性脓肿、局限性脓肿、脓疱性坏疽、多形红斑等。口腔黏膜顽固性溃疡亦不少见，有时为鹅口疮，治疗效果不佳。

眼部病变，如虹膜炎、虹膜睫状体炎、葡萄膜炎、角膜溃疡等。

（8）**心理影响**　由于患者症状发作时必须要快速跑向厕所，不分时间和场合，因此造成尴尬，引发患者的焦虑。家属和朋友应该多与患者沟通交流，多开导患者。若患者为儿童，家属应该提供更多的支持和帮助，让患儿尽早适应疾病状态下的生活方式。

2 哪些原因可引起溃疡性结肠炎

本病是一种病因及发病机制尚不明确的炎症性肠病。病因繁多，大多数认为是免疫、遗传、环境、感染、肠道菌群等多种因素共同作用的结果，但均无足够的证据。目前多数学者认为：引起本病发生的免疫因素与遗传因素相互存在，而其他各种因素多是诱发因素，其中肠道黏膜免疫系统失衡所导致的炎症过程在溃疡性结肠炎的发病中起重要作用。

（1）**免疫因素**　现在认为，溃疡性结肠炎属于自身免疫性疾病，其发病与免疫有着密切的关系，这种关系主要体现在体液免疫、细胞免疫、免疫复合体3个方面，而且本病患者及其家族中常伴有关节炎、结节性红斑、眼睛葡萄膜炎与血管炎病变等肠道外的免疫性疾病。

（2）**遗传因素**　多数学者认为遗传因素是溃疡性结肠炎发病的重要因素。有关数据表明，炎症性肠病患者与普通人群相比，其家族发病率较高，血缘关系越近发病率越高。

丹麦调查表明，单卵双生者本病发病率为18.2%，双卵双生者发病率为4.5%，可见单卵双胞胎发病率高于双卵双胞胎，说明本病具有遗传倾向性，且其具有复杂性、多重联合基因性和不纯一性。

此外，本病的发生具有地区差异性，欧美国家的家族性及发病率明显高于亚洲人群。在种族差异上白种人发病率高，黑种人发病率低。

（3）肠道菌群 有学者认为肠道内致病菌与正常菌群的比例失调是溃疡性结肠炎发病的触发点。在多项小鼠模型实验中发现本病患者急性期和缓解期肠道内细菌种类增加，但肠道内双歧杆菌和乳酸杆菌减少。用细菌培养以及定量PCR检测发现溃疡性结肠炎患者肠道黏膜细菌显著高于对照组。

由于肠道菌群失调或易位，导致肠上皮通透性增加，防御性下降，使肠黏膜功能受损，肠腔内的抗原、内毒素等会导致炎症物质进入肠黏膜固有层，而诱发免疫反应。临床上应用激素、免疫抑制剂治疗本病有效，进一步说明溃疡性结肠炎患者免疫耐受性降低。

（4）环境因素 一系列研究表明，饮食不当、劳累、精神紧张、吸烟、阑尾切除、服用避孕药、妊娠等，可以使易感者对肠道细菌免疫反应能力下降，导致肠道对正常菌群的耐受性降低，从而诱发溃疡性结肠炎。因此，积极避免易感因素、有效预防环境污染、建立良好的生活方式，能预防溃疡性结肠炎的发生并改善临床症状。

（5）感染因素 尽管到目前为止还没有分离出一种与溃疡性结肠炎发病密切相关的感染因子，也不能确定本病与细菌、病毒感染的直接关系，但本病发病前多数有肠道感染史，发作时血液中可检出巨细胞病毒、轮状病毒、衣原体抗体，且大便中大肠埃希菌的数量与健康人群相比呈有意义性增加。在短期内应用抗生素治疗有效，炎症恢复正常，但慢性反复发作过程时反复应用抗生素治疗无效，肠壁组织学检查提示症状缓解期仍可见炎症病理变化。可见感染与溃疡性结肠炎的发病密切相关，感染可促使溃疡性结肠炎发生，但具体作用机制尚待进一步研究。

（6）其他因素 部分患者表现为对某类食物过敏，如牛奶等。当进食该类食物后常可引起本病复发，禁食此类食物后病情可好转或消失。

某些溃疡性结肠炎患者由于精神障碍引起自主神经功能失调、平滑肌痉挛、血管收缩、组织缺血、毛细血管通透性增高等病理改变，最终导致肠壁炎症及溃疡形成，此类患者采用精神疗法可收到一定疗效。心理因素在疾病恶化中具有重要地位，之前存在的病态精神（如抑郁或社会距离）在结肠切除术后明显改善。

有些学者认为一氧化氮、血管损伤与血小板聚集、抗内皮细胞抗体等因素均与本病发生有关。

3 怎样预防溃疡性结肠炎复发

本病的特点是容易反复发作并迁延难愈，所以给患者带来极大的经济及心理压力。许多患者会感觉戴了一顶重重的帽子，整天压得自己喘不过气来。

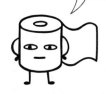

因此一旦患病，调理好心理状态非常重要。正确对待疾病，树立打长久战的信心，保持心情愉悦，让自己充满正能量，身体的正气旺盛才能战胜疾病。

● 注意劳逸结合，不可太过劳累。暴发型、急性发作和严重慢性型患者，应卧床休息。

● 注意衣着，保持冷暖相适。适当进行体育锻炼以增强体质。

● 一般应进食柔软、易消化、富有营养和足够能量的食物。宜少量多餐，补充多种维生素。勿食生、冷、油腻及多纤维素的食物。

● 注意食品卫生，避免肠道感染诱发或加重本病。忌烟酒、辛辣食品、牛奶和乳制品。

● 平时要保持心情舒畅，避免精神刺激，解除各种精神压力。

4 自我诊断溃疡性结肠炎的要点是什么

溃疡性结肠炎的好发部位为直肠和结肠，表现为持续或反复发作的腹泻、黏液脓血便，伴腹痛、里急后重等症状，常伴发不同程度的全身症状，还可有皮肤、黏膜、关节、眼、肝、胆等肠外表现。在大多数患者中本病表现为慢性、低恶性。在少数患者（约占15%）中呈急性、灾难性暴发的过程，表现为频繁血性粪便，可多达每天30次，并伴高热、腹痛。

（1）**便血**　溃疡性结肠炎的早期和最主要症状，鲜血或暗色血，后期是黏液或脓血便。鲜血多为直肠溃疡，一般血量比较大，出血日久可导致贫血。

（2）**腹痛**　重症和活动期，腹痛比较明显，疼痛拒按，在排便后或给予止痛剂方可缓解。

（3）**里急后重**　急于想排便，但排出不畅，肛门重坠，多伴有脓血便。排便次数多。

（4）**腹泻**　是否腹泻和腹泻的次数可反映溃疡侵犯的范围，如果仅发生在直肠，大便一般会成形，也很少会腹泻。但如果累及全结肠，就会出现腹泻，最多时可达日行数十次，消瘦严重。

（5）**肠外症状**　偶尔会伴关节炎、虹膜睫状体炎、肝功能障碍和皮肤病变及发热等。

5 诊断溃疡性结肠炎需要做哪些检查

（1）**腹部触诊**　左下腹部或下腹部可有压痛，病重出现腹部压痛、反跳痛、腹肌紧张，应注意并发急腹症。

（2）**结肠镜检查** 是目前诊断溃疡性结肠炎最重要的检查手段。镜下见肠段黏膜充血、水肿、粒状突起、多发性点状或斑片状浅小糜烂或溃疡，表面有黏液或黄白苔。肠黏膜较脆弱，镜角擦过易出血。由于水肿和淋巴组织增生，可见假性息肉。结肠镜检查遇肠腔狭窄镜端无法通过时，可应用钡剂灌肠检查、肠道超声检查、CT结肠成像检查显示结肠镜检查未及部位。

（3）**X线检查** 肠黏膜皱襞纹理紊乱，肠管边缘模糊，重者肠管边缘可见毛刺状或锯齿状变化。如见圆形充盈缺损，常为假性息肉，重者肠袋消失，肠管呈狭长的铅管状。

（4）**实验室检查**

粪便检查：肉眼可见有血、脓、黏液，急性期镜下可见大量红细胞、白细胞、脓细胞、巨噬细胞，大便培养无致病菌。粪便病原学检查的目的是排除感染性结肠炎，为本病诊断的一个重要步骤，需要反复多次进行，至少3次。

血液检查：重病者多有轻中度贫血，血红蛋白减少，白细胞多正常，重症者可明显增高，出现核左移或中毒颗粒等，血沉增快是活动的重要标志之一。血清蛋白电泳亦可作为本病活动性的重要标志。

免疫学检查：体液免疫，活动期测免疫球蛋白，可见IgG、IgM、IgA增高，以IgG明显增高最为多见；细胞免疫，部分患者T细胞、淋巴细胞百分数低于正常范围。

（5）**病理检查** 见黏膜炎性细胞浸润，异性上皮细胞增生，腺体排列异常，上皮纤维化，有隐窝形成等。

6 怎样区分溃疡性结肠炎与克罗恩病

提到两者的区别，就必须先说一个概念——炎症性肠病（IBD），一种病因不清的慢性非特异性肠道炎症性疾病，包括溃疡性结肠炎（UC）与克罗恩病（CD）。UC与CD同属炎症性肠病，具有一定相似性，它们的不同点如下。

	溃疡性结肠炎	克罗恩病
病变部位	● 以直肠病变为主，结肠任何部位至盲肠都有可能病变 ● 一般是连续性病变 ● 侵袭肠黏膜相对较浅	● 可以累及从口腔到肛门的消化道任何部位，但很少累及直肠 ● 病变倾向于局部或者节段性分布，溃疡相距数厘米，有正常肠黏膜隔其间 ● 侵袭肠黏膜较深，可侵蚀肠壁全层形成各种瘘管，表现为腹部包块、腹壁或肛周瘘管形成等症状
主要症状	● 约90%以上患者有腹泻表现，常反复发作或持续不愈，腹泻程度轻重不一，轻者每日排便3~4次或便秘与腹泻交替，重者每日可达10~20次 ● 还有血便或黏液脓血便、腹痛、里急后重、消化不良等消化道症状	● 主要表现为腹痛，以右下腹痛最多见，其次为脐周或全腹部 ● 腹痛间歇发作，常在进餐后加重，排便或肛门排气后缓解
伴随症状	● 发热：多数为低热、中度发热，重症患者可有高热、寒战、惊厥、昏迷等 ● 消瘦和低蛋白血症：多发生于重症或慢性反复发作的患者，与营养物质摄入不足、蛋白合成减少、机体高代谢状态消耗过多及胃肠丢失有关 ● 贫血：常见于重症及慢性迁延不愈的患者，因失血或慢性炎症导致骨髓抑制，或与药物所致骨髓抑制有关	● 发热：一般为中度发热或低热，常间歇出现。急性重症病例或伴有化脓性并发症时，多可出现高热、寒战等毒血症状 ● 年轻人特别是青少年儿童，可能还同时出现肾脏发育迟缓的问题，表现为体重下降 ● 营养障碍：可因食欲减退、慢性腹泻导致消瘦、贫血、低蛋白血症、维生素缺乏、缺钙、骨质疏松等

7 溃疡性结肠炎可以治愈吗

溃疡性结肠炎为慢性病，可终身复发，不可治愈，只可调控。

轻型患者和慢性复发型患者预后还是比较好的。本病难以治愈，缓解期也需要维持用药，切不可不遵医嘱自行停药。

重症、急性起病、有并发症、年龄大于60岁的患者预后不良。重症患者有可能会发生中毒性巨结肠，病情急剧恶化，出现毒血症、脱水与电解质平衡紊乱、鼓肠、腹部压痛、肠鸣音消失。预后较差容易引起急性肠穿孔，表现为剧烈腹痛，应及时就诊以防穿孔。

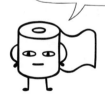

部分患者会出现直肠结肠癌变，见于广泛性结肠炎、从小起病而病程较长者。癌变的原因主要是溃疡性结肠炎呈慢性病程，患者形成"溃疡-溃疡瘢痕愈合-溃疡"的反复病程，愈合、复发反复的过程中细胞不断增殖修复，因此会增加癌变的可能。所以尽管溃疡性结肠炎不能治愈，也需要长年积极地治疗。

8 哪些西药可以治疗溃疡性结肠炎

（1）**氨基水杨酸类制剂**　柳氮磺胺吡啶、水杨酸制剂是主要治疗药物，如美沙拉嗪等。

（2）**糖皮质激素** 也叫皮质类固醇，常用药为泼尼松、地塞米松、氢化可的松，还有近年来出现的新型制剂如布地奈德、二丙酸倍氯米松等，对急性发作期有较好的疗效，特别适用于中重型活动期患者，对氨基水杨酸制剂效果不佳的轻中型患者可选用该药。此类药物主要通过非特异性抗炎和抑制免疫反应发挥作用。可口服、静脉滴注、灌肠。但目前并不认为长期激素维持可防止复发，由于它有一定副作用，故多数医生不主张长期使用。

（3）**免疫抑制剂** 如6-巯基嘌呤、硫唑嘌呤、环孢素A等。主要用于疾病缓解后的维持治疗，对于氨基水杨酸类制剂维持治疗无效或者对糖皮质激素产生依赖的患者可以选择使用此类药物。有学者认为免疫抑制剂在疾病恶化时并无控制疾病的作用，而在慢性病例中它却有助于减少皮质类固醇的使用。

（4）**生物制剂** 主要有英夫利西单克隆抗体（IFX）、多珠单抗、托法替尼、CD3单抗等。用于激素和上述免疫抑制剂治疗无效、激素依赖者或不能耐受上述药物治疗者。

（5）**对症治疗** 及时纠正水、电解质平衡紊乱；严重贫血者可输血；低蛋白血症者应补充血清蛋白。病情严重应禁食，并予静脉营养治疗。对腹痛、腹泻的对症治疗，慎重使用抗胆碱能药物或止泻药，重症患者应禁用，因有诱发中毒性巨结肠的危险。

（6）**抗生素治疗** 仅对重症有继发感染者适用，进行积极抗菌治疗，静脉给予广谱抗生素。

（7）**其他** 益生菌和脂肪酸是最有希望用于治疗溃疡性结肠炎的辅助方案，但在采用上述任何一种治疗方案之前都应先咨询医生的意见。

20%～30%重症溃疡性结肠炎患者最终需要进行手术治疗。

9 哪些中药可以治疗溃疡性结肠炎

中医学认为溃疡性结肠炎属于痢疾、泄泻、肠风、下利等范畴，辨证以大肠湿热证、脾虚湿蕴证、寒热错杂证、肝郁脾虚证、脾肾阳虚证、阴血亏虚证为主，常用方剂有芍药汤、参苓白术散、乌梅丸、痛泻要方、理中汤、四逆散、白头翁汤、香砂六君子汤、真人养脏汤等。

中药方剂辅以针灸治疗，可显著提高治疗效果，降低不良反应的发生率，大大改善患者生活质量及远期预后。

第十五章

克罗恩病

Crohn's Disease

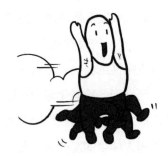

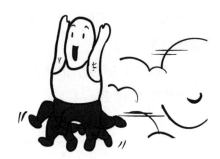

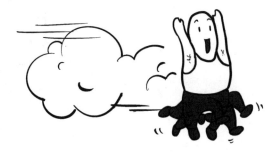

克罗恩病自述

我是上下通吃的肠道恶魔，可以造成肠道炎症和溃疡。我可以在肠道各处游荡，上至口腔，下至肛门，全消化道都有可能成为我的攻击对象。不仅如此，我的侵袭范围不只局限于肠黏膜，还会侵犯更深层的肌肉和外膜层，我会在肠道留下像鹅卵石一样隆起的脚步印记以及线样裂隙的行走轨迹，严重时可以造成肠穿孔。我，就是克罗恩病，英文名 Crohn's disease，简称CD，也叫局限性回肠炎、局限性肠炎。

我是一种慢性特发性肠道炎性疾病，与溃疡性结肠炎一起被统称为炎症性肠病。我更喜欢危害青壮年，从口腔至肛门各段消化道均可被我侵袭，多见于回肠和结肠，可出现会阴部疾病、瘘管、组织学肉芽肿、肠壁全层增厚而非黏膜局限性病变。我在不同人种中的发病率不同，白种人发病率较高，黑种人、黄种人**发病率低**。同一地区犹太人发病率高于其他民族。

一旦被我成功侵袭，那就很难摆脱我了，我可是**十分顽固**的，大部分患者需要终身服药。

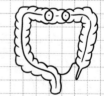

1 克罗恩病有哪些危害

（1）**消化系统影响**

腹痛： 位于右下腹或脐周，呈痉挛性疼痛，间歇性发作，伴肠鸣，餐后加重，便后缓解。如果腹痛持续，压痛明显，提示炎症波及腹膜或腹腔内，形成脓肿。全腹剧痛和腹肌紧张可能是病变肠段急性穿孔所致。

腹泻： 由病变肠段炎症渗出、蠕动增加及继发性吸收不良引起。开始为间歇发作，后期为持续性糊状便，无脓血或黏液。病变涉及结肠下段或直肠者，可有黏液血便及里急后重感。

腹部包块： 以右下腹与脐周为多见，由肠粘连、肠壁与肠系膜增厚、肠系膜淋巴结肿大、内瘘或局部脓肿形成所致。

瘘管形成： 透壁性炎性病变穿透肠壁全层至肠外组织或器官，形成瘘管。内瘘可通向其他肠段、肠系膜、膀胱、输尿管、阴道腹膜后等处。外瘘则通向腹壁或肛周皮肤。

肛门直肠周围病变： 少数患者有肛门、直肠周围瘘管、脓肿形成，或肛裂等病变。

（2）**全身影响**

发热： 由于肠道炎症活动或继发感染引起，常为间歇性低热或中度发热，少数呈弛张热，可伴毒血症。

营养障碍： 因食欲减退、慢性腹泻及慢性消耗疾病所致消瘦、贫血、低蛋白血症、维生素缺乏、缺钙、骨质疏松等症。

急性发作期有水、电解质、酸碱平衡紊乱。

（3）**肠外影响**　部分患者有虹膜睫状体炎、葡萄膜炎、杵状指、关节炎、结节性红斑坏疽性脓皮病、口腔黏膜溃疡、慢性肝炎、小胆管周围炎、硬化性胆管炎等，偶见淀粉样变性或血栓栓塞性疾病。

（4）**并发症**　常见肠梗阻，偶见腹腔内脓肿、吸收不良综合征、急性穿孔（或）大量便血，癌变、胆结石、尿路结石、脂肪肝，罕见中毒性结肠扩张。

2 哪些原因会引起克罗恩病

本病原因不明，一般认为与以下因素有关。

（1）**遗传因素** 遗传易感性在克罗恩病发病过程中起重要作用。流行病学调查显示，儿童和成人CD克罗恩病患者的临床表现和基因型存在差异，且儿童发病的CD患者病情更重，显示说明遗传背景更为明显。本病发病有明显家族聚集性，通常一级亲属中的发病率显著高于普通人群，单卵双胎的克罗恩病发病率显著高于双卵双胎。目前研究认为，本病既是多基因病，也是遗传异质性疾病，即不同人由不同基因引起。具有遗传易感性的患者在一定的环境因素作用下而发病。

（2）**感染与菌群因素** 本病发病可能与分枝杆菌感染有关。还有研究发现本病患者存在肠道菌群失调，进而诱发异常免疫反应而致病。抗生素或益生菌制剂治疗对某些患者有效。

（3）**免疫因素** 本病的发病常被认为与免疫反应有关。本病主要病理发现是肉芽肿性，这是迟发型变态反应所常见的组织学变化，炎性病变中可见淋巴细胞、浆细胞和肥大细胞增生；约半数患者血清中发现抗结肠上皮细胞抗体或出现循环免疫复合物；本病常出现肠外损害，如关节炎、虹膜睫状体炎等，且应用免疫抑制剂或激素可改善临床症状，说明它是一个系统性疾病；本病致病机制可能是回肠末端及结肠的细菌产物慢性刺激黏膜免疫系统，使内毒素容易吸收，以及炎性介质和抗炎性介质失衡导致肠黏膜受到破坏，故而在肠壁上形成炎症和溃疡。以上几方面均说明免疫异常在本病发病机制中起重要作用。

（4）**环境因素** 流行病学显示城区居民较农村人群的发病率高，尤其是社会、经济地位较高人群发病率偏高。另有大量研究证明吸烟者患本病及复发的危险性增加。除此之外，高糖饮食、高脂饮食、人造奶油、长期口服泻药等也可能为克罗恩病的诱因或参与致病的因素。

3 自我诊断克罗恩病的要点是什么

克罗恩病是一种慢性疾病，迁延不愈。多数患者可能会有间断性腹痛、腹泻及营养不良等症状，少数人出现急腹症表现。由于缺乏诊断的金标准，如果出现发热寒战、严重腹痛腹泻、腹部包块、恶心呕吐、严重脱水、肛门停止排气、肛周排出脓液等症状，请立即就医。

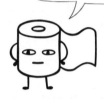

本病很难自我诊断，充分认识并及时诊断克罗恩病、准确评估疾病状态是治疗的关键，及时甄别克罗恩病高危患者并给予积极治疗也具有重要的临床意义。下面列出诊断标准和鉴别诊断，仅作参考。

（1）世界卫生组织推荐的克罗恩病诊断标准

❶ 连续性或节段性改变（消化道内窥镜、CT、核磁）

❷ 卵石样外观或纵行溃疡（消化道内窥镜）

❸ 全壁性炎性反应改变（CT、核磁）

❹ 非干酪样肉芽肿（消化道内窥镜）

❺ 裂沟、瘘管（消化道内窥镜、CT、核磁）

❻ 肛周病变

具有①②③为疑诊，再加上④⑤⑥三者之一可确诊。

具备④者，只要加上①②③三者之二亦可确诊。

临床症状结合上述诊断标准可诊断克罗恩病。初发病例、临床与影像或内镜及活检改变难以确诊时，应随访观察3~6个月。

（2）鉴别诊断 要排除肠结核、肠白塞病、感染性肠炎（如HIV相关肠炎、血吸虫病、阿米巴肠病以及耶尔森菌、空肠弯曲菌、艰难梭菌等感染）、缺血性结肠炎、放射性肠炎、药物性肠病、嗜酸性粒细胞性肠炎、以肠道病变为突出表现的多种风湿性疾病（如系统性红斑狼疮、原发性血管炎等）、肠道恶性淋巴瘤、憩室炎、转流性肠炎等疾病。

克罗恩病最容易与肠结核混淆不清，对鉴别诊断不明确者，可按肠结核进行诊断性治疗8~12周，再行鉴别。

对一些非典型的、久治不愈的肛瘘建议做相关检查，看看是否为本病的一个继发症状。

4 诊断克罗恩病需要做哪些检查

（1）**体格检查** 全面仔细的体格检查非常重要，可以了解患者身体、精神状态，注意询问腹泻、腹痛、呕吐、发热、情绪、有无肠道感染史等情况，注意有无肠外表现、瘘管、肛周疾病、关节炎、眼部炎症、皮肤疾病、骨质疏松和骨折、静脉血栓性疾病等。

（2）**内窥镜检查**

电子结肠镜检查：可直接显示肠道的溃疡、炎症、出血及狭窄情况，并在肠镜下取活检送病理。镜下特点为可见黏膜充血、水肿，伴有圆形、线形或沟槽样溃疡；肠壁普遍增厚感，呈卵石样或炎性息肉表现；病灶之间黏膜正常或轻度充血。

上消化道内镜检查：儿童克罗恩病患者常出现恶心、呕吐等上消化道症状，可行胃镜检查。

胶囊内镜检查：是安全、无创的小肠检查手段，医生可以观察传统X线下不能发现的早期微小肠道黏膜病变。适用于对常规检查阴性但怀疑小肠克罗恩病的患者，并可排除明显狭窄，但对一些轻微病变的诊断缺乏特异性。可表现为纵行溃疡、肠膜充血水肿、鹅卵石样改变，也可见肠腔狭窄等。

双气囊小肠镜：是有创的检查方法，可进行活检，适用于小肠明显狭窄、不宜行胶囊内镜检查的患者。

（3）影像学检查

腹部平片：用于疑似肠梗阻或肠穿孔者，排除中毒性巨结肠，同时可用于对比钡剂灌肠和X线小肠钡剂造影。

全消化道或结肠钡剂与B超检查：主要表现有小肠节段性狭窄，正常黏膜相消失；黏膜增粗，管壁僵硬，或见龛影或卵石样表现。结肠多数见到龛影、密集颗粒状充盈缺损（假息肉）及卵石样改变。B超检查，可见肠蠕动减弱、肠壁增厚与狭窄、近端扩张等声像改变。

CT或磁共振肠道显像：是迄今评估小肠炎性病变的标准影像学检查，对确定病变范围和严重程度有较大帮助。可反映肠壁的炎症改变、病变分布的部位和范围、狭窄的存在及其可能的性质（炎症活动性或纤维性狭窄）、肠腔外并发症如形成瘘管、腹腔脓肿或蜂窝织炎等。

弹性成像检查：以点剪切波弹性成像（p-SWE）为代表的新一代弹性成像技术，通过人体材料力学和影像学综合分析，对诊断炎症造成的肠道狭窄有重要意义。

（4）**实验室检查**

粪便检查：常规粪检和培养排除由细菌、病毒或寄生虫引起的腹泻；艰难梭菌检测；无便血史者检查粪便隐血或粪便白细胞可提高低位内镜的检查指征。如能直接行低位内镜检查者，无需粪便检查。

血液检查：全血细胞计数，血沉、C反应蛋白、血清黏蛋白水平可间接反映炎症和疾病活动度；电解质、白蛋白、铁蛋白反映患者营养状态；血清维生素B减低可提示吸收不良；肝酶和肝功能检测反映肝脏受损情况；HIV检测。

核周型抗中性粒细胞胞浆抗体（pANCA）和人抗酿酒酵母抗体（ASCA）：pANCA阴性和ASCA阳性提示克罗恩病。

乳糜泻相关抗体检查：若出现瘘管、肛周疾病、便血等明显的非乳糜泻表现，可不行此项检查。

排除肠结核的相关检查：结核菌素纯蛋白衍生物（PPD）试验、血清PPD抗体试验、T-SPOT实验。

（5）**病理学检查** 本病形态改变有黏膜不规则浅表或裂隙样溃疡，多发性或密集炎性息肉与卵石样表现（呈节段性分布），有肠管僵硬、狭窄等破坏与增生性病变并存。显微镜下可见淋巴细胞浸润、裂隙状溃疡与黏膜下层增宽等。

5 克罗恩病可以治愈吗

克罗恩病目前缺乏有效的根治手段，多采用药物治疗控制疾病活动及维持疾病缓解，防治并发症，阻止发生肠道毁损。

在一般治疗方面值得注意的是：必须戒烟。同时要注意营养状况，建议高营养、低脂饮食，合理补充维生素、叶酸、微量元素等，必要时合理选用肠外营养或肠内营养。

克罗恩病维持治疗疗程仍未明确，以激素诱导缓解后多以巯嘌呤类药物等继续长时间维持；应用生物制剂治疗缓解后，可继续用其维持治疗或改用免疫抑制剂维持。生物制剂用药的疗程初步建议在复查内镜发现肠道溃疡完全愈合后，再继续巩固用药1年，可考虑停药，但仍建议续以巯嘌呤类药物等继续维持。

药物治疗无效或者存在完全性肠梗阻、急性穿孔、难以控制的大出血等严重并发症者，要考虑手术治疗。手术方式主要是病变肠管切除。瘘管合并腹腔脓肿患者建议先行超声或CT引导下脓肿穿刺引流。粘连较轻的克罗恩病并发的肠瘘推荐行腹腔镜手术。选择手术应谨慎，手术治疗术后复发率较高，绝大多数患者术后需用药以预防复发，最常用的预防复发药物为嘌呤类药物。

克罗恩病可自行缓解，或经过积极治疗后病情有所好转。但整体而言，易迁延不愈，反复发作。相当一部分患者经手术后依然有一年内复发倾向，预后不佳。

6 哪些西药可以治疗克罗恩病

（1）**氨基水杨酸制剂**　主要用于轻中度克罗恩病患者的一线治疗。轻型结肠克罗恩病可选用大剂量5-氨基水杨酸，持续4个月，病情平稳后可在医生指导下减少用药量，维持治疗6~12个月。胃十二指肠及回肠克罗恩病可选用缓释美沙拉嗪，该药部分在小肠吸收，开始小剂量用药，之后逐渐增至患者的耐受量，最大量每日4~4.8g，2~4周内症状缓解；左半结肠克罗恩病可用柳氮磺胺吡啶，剂量每日4~6g，分3~4次口服，也可用美沙拉嗪每日2~4g或5-氨基水杨酸栓剂纳肛治疗。

（2）**糖皮质激素**　为治疗克罗恩病的二线治疗药物，对于活动期及急性发作的患者控制较好。用药原则为开始足量、足疗程，症状缓解后立即逐步减量，应用前评估患者耐受性及药物副作用。对于口服5-氨基水杨酸治疗失败的患者采用泼尼松每日40~60mg，起始剂量一般为每天40mg，持续2~3周后每周减量5mg，直到停药。重度或爆发型患者主张甲基泼尼松龙每日40~80mg或促肾上腺皮质激素每日40~60U，静脉滴注，症状控制后改为相当剂量的泼尼松口服，之后根据病情逐渐减量直至停用。低位直肠、乙状结肠病变者，可用氢化可的松100mg保留灌肠，也可与柳氮磺胺吡啶、5-氨基水杨酸或锡类散合用，一般4周一疗程。在应用糖皮质激素时常联合甲硝唑等抗菌药物，以抑制肠道内厌氧菌。

（3）**免疫调节剂**

硫唑嘌呤：硫唑嘌呤是国内外公认的治疗克罗恩病最常用的药物，但其具体应用于诱导和维持治疗中的地位一直不够明确，没有大样本研究证实其标准化应用。但是，在2013美国胃肠病协会发布的克罗恩病治疗指南中明确指出，关于硫唑嘌呤单药治疗，不推荐其用于活动性中重度克罗恩病诱导缓解治疗，但是强烈推荐其应用于维持缓解治疗；硫唑嘌呤与生物制剂的联用，强烈推荐用于诱导缓解治疗，但不推荐应用于维持缓解治疗。临床应用时一般3~6个月显效，维持1~2年，主要不良反应为骨髓抑制。

甲氨蝶呤：目前甲氨蝶呤常作为治疗克罗恩病的二线治疗药物，也取得一定疗效。新指南不推荐甲氨蝶呤单药治疗中重度克罗恩病诱导和维持缓解，但因该推荐证据低、样本量小，所以尚需大量高质量的随机对照研究结果进一步明确其在中重度克罗恩病治疗中的地位。

（4）抗TNF-α单克隆抗体（英夫利昔单抗） 又称类克。如今生物制剂应用于临床为克罗恩病的治疗打开了新的窗口，近几年，多项高质量证据支持生物制剂在中重度克罗恩病治疗中有积极的作用。其临床一般将抗肿瘤坏死因子α和硫唑嘌呤联用于中重度克罗恩病诱导缓解治疗，两者联合应用暂不推荐应用于中重度克罗恩病维持缓解治疗。常见副作用包括发热、感冒样症状、肌肉、关节痛等，不良反应常与异体蛋白过敏有关。

部分患者内科治疗失败或者伴有严重并发症时须行手术治疗，部分克罗恩病患者可经手术达长期缓解。尤其对于青少年及儿童患者，药物治疗无效或疾病已经影响其生长发育，则应尽早采取手术治疗。手术联合药物综合治疗在术后维持缓解和阻止复发上疗效满意。应在与患者充分沟通的基础上施行手术治疗，认真权衡克罗恩病手术切除的利弊，选择最优手术方式，以提高患者生活质量，降低术后复发风险。

7 哪些中药可以治疗克罗恩病

严季澜教授认为中医古籍中尚无与克罗恩病对应的病名，但从证候及分析，可将其分属于"腹痛""泄泻""积聚""肠痈""肠结""肛痈""肛瘘""血证""虚劳"等范畴。目前本病的病因及发生机制并不明确，诸多中医医家认同其发病多由饮食不节，感受外邪，情志不畅，以及久病体虚所致。脾为本病的发病关键所在，外感六淫、情志失调、久病体虚等致脾湿健运、升降失职而发病。可将克罗恩病分为6种证型，即湿热蕴结证、寒湿困脾证、气滞血瘀证、肝郁脾虚证、脾胃虚寒证、脾肾阳虚证。根据病因病机，多数医家以健脾化湿为主来治疗本病。

实验证明，以健脾化湿、清热益气为法，采用四君子汤加减治疗克罗恩病，收效显著。田明健等认为克罗恩病初期病位在脾胃，久之累及到肠，治以健脾益气、调和气血为主，方用参苓白术散配合人参汤治疗，并提出"白术"一味药在治疗克罗恩病上的重要性。陈锦锋以培补中气、健脾为主，使用补中益气汤合四逆散合六味地黄丸治疗克罗恩病，疗效显著。张建宁等研究证实人参汤合肾气丸中药方及其活性成分可以通过增强免疫细胞活化，调节淋巴细胞比例来治疗本病。宋年运用中药穴位贴敷联合耳穴埋籽缓解活动期脾虚湿盛型克罗恩病患者症状，贴敷中药组成有肉桂、薏苡仁、山药等，取穴神门、交感、脾、小肠、内分泌5个穴位，结果显示中药耳穴贴敷能有效缓解患者的疼痛情况。

8 如何治疗克罗恩病肛瘘

肛瘘是克罗恩病最常见的肛周病变，近年来在我国的发病率明显上升。25%～80%的成人克罗恩病患者合并肛周病变，其中克罗恩病肛瘘（pfCD）的患病率最高，占17%～43%。克罗恩病肛瘘与普通肛瘘不同，相比较下更加复杂。约10%克罗恩病患者以肛瘘为首发表现。对有症状和体征的pfCD应常规进行盆腔磁共振成像检查，可结合麻醉下探查和腔内超声检查。

pfCD需要多学科综合治疗，其治疗目标是缓解症状、瘘管愈合、改善患者生活质量以及降低直肠切除率。无症状、不影响肛管直肠功能的pfCD无需治疗；有症状的常常需要药物和手术治疗。如合并肠道炎症反应（尤其是直肠），应同时治疗肠道病变。糖皮质激素虽可控制肠道炎症反应，但可能会加重pfCD症状、增加手术风险。干细胞局部注射等其他治疗方法对pfCD有一定治疗作用。

手术治疗可缓解pfCD的临床症状和治愈瘘管，手术时机的选择至关重要。在克罗恩病活动期、伴营养不良和激素依赖时，实施确定性手术会导致手术失败、排便失禁等不良后果。对于克罗恩病活动期表现的肛周脓肿或瘘管继发感染，应立即挂线引流或置管引流，以阻止脓肿再次形成。而pfCD的确定性外科手术则应在克罗恩病缓解期进行。无论是活动期还是缓解期手术均应遵循"损伤最小化"的原则，最大限度地保护肛门功能。手术后应进行药物治疗，以防复发。直肠切除术加永久性造口是对严重而难治的pfCD的最后治疗手段。

克罗恩病肛瘘术后1年定期行内镜、MRI等检查，依据检查结果调整治疗方案。

第十六章

大肠息肉病

Polypofintestine

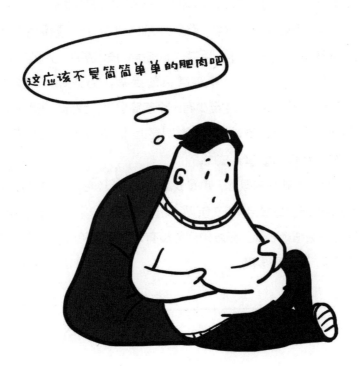

大肠息肉病自述

　　广义上的我指的是大肠上的息肉。大肠就是盲肠+结肠+直肠。息肉，突起也，肠黏膜上任何可见的突起，无论其大小、形状及组织类型如何，均称为息肉。

　　我是大肠上从黏膜表面畸形突出到达腔内部的突起样病变的统称，可以单发，也可以多发，多发的危害性要远大于单发。在整个大肠中，我最喜欢出现在直肠和乙状结肠（约**70%**）。

　　我的家族有2个分支：肿瘤性息肉和非肿瘤性息肉，肿瘤性息肉与癌发生关系密切，存在不同程度的恶变率，是癌前期病变或状态。

　　中医学典籍中对我早有记载，《疮疡经验全书》中"**樱桃痔**"即单发息肉，"**珊瑚痔**"似多发息肉，另有"息肉痔，质嫩鲜红，儿童多见"。

　　如今，我已经成为一个非常常见的疾病，据估计，在美国，25%～40%超过50岁的成人中至少有一个腺瘤患者。我国大肠腺瘤性息肉发病率约为1%，但50岁以上发病率明显上升，50～60岁发病率可达20%～25%，大于**70岁者**达50%。

　　还有一个相对狭义的概念，也是我家族的成员，名字叫作"肠息肉病"，指肠道广泛出现数目多于**100颗**以上的息肉（包括息肉和腺瘤），并具有其特殊的临床表现。肠息肉病并没有明显的年龄层次划分，早期症状并不明显，且发展缓慢。

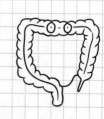

1 大肠为何会长息肉

大肠息肉的形成原因是复杂的，目前认为主要与以下因素有关。

（1）**饮食因素** 有研究显示，膳食中脂肪类成分超过40%是形成大肠息肉的一个重要因素，如果脂肪摄入不超过膳食的15%，发病率就会显著降低。有专家认为高脂肪膳食会增加肠道中的胆酸，胆酸与细菌的相互作用可能是腺瘤性息肉形成的基础。

长期吃高脂肪、高蛋白、低纤维素者相对发病率较高，而多吃蔬菜及维生素C者发病率较低。

长期大量饮酒、吸烟，损害免疫功能，使基因突变发生率提高。

（2）**长期便秘或腹泻** 大便中粗渣、异物及其他因素可造成肠黏膜损伤或长期刺激肠黏膜上皮，使得处于平衡状态的肠黏膜受到破坏，形成肠息肉。

长期便秘患者，产生的肠内毒素或使用刺激性泻药刺激肠壁也会发生息肉。

（3）**炎性刺激** 直肠黏膜的长期慢性炎症，可以引起肠黏膜上的息肉状肉芽肿。如慢性结肠炎、慢性溃疡性结肠炎、克罗恩病等多引起炎性息肉。

（4）**大肠外的其他疾病** 免疫功能低下者、动脉粥样硬化、冠心病、糖尿病、胃十二指肠溃疡行胃空肠吻合术、癌症放疗患者及肥胖人群的发生率较高。

（5）**基因突变、基因抑制和家族遗传因素** 一般认为，息肉形成与基因有密切关系。目前研究表明，突变基因可以由父母遗传给后代子女，在遗传机会上男女是均等的，没有性别的差异。家族性腺瘤性息肉病、加德纳综合征是基因突变所致；波伊茨-耶格综合征的致病基因可能是一种肿瘤抑制基因；特科特综合征、幼年性息肉综合征则为家族性遗传病。

2 自我诊断大肠息肉的要点是什么

大肠息肉多数起病隐匿，临床上可无任何症状。那么，出现什么样的情况提示我们要考虑大肠息肉呢？

（1）肠道相关症状 一些较大的息肉可引起肠道症状，主要为大便习惯改变、次数增多、便中带有黏液或黏液血便，排便不尽感、偶有腹痛，极少数大便时有肿物自肛门脱出。一些患者可有长期便血或贫血。

对经常腹胀、腹泻、便秘等轻微和不典型症状不应忽视。对大便带血、黏液血便不要轻易认为是痔疮等肛门疾患或"痢疾"而延误必要的检查。对原因不明的便血或消化道症状者，尤其是40岁以上的中老年男性，应注意做进一步检查确诊。这样，大肠息肉的发现率和确诊率可大大提高。

（2）家族史 直系亲属中有肠息肉、肠道肿瘤病史，应引起警惕。

（3）肠外症状 一些患者常因肠道外症状就诊，切不可忽视。例如出现多发性骨瘤和软组织肿瘤应考虑加德纳综合征的可能，嘴唇、手指出现皮肤黏膜色素斑应考虑P-J综合征等。

3 诊断大肠息肉需要做哪些检查

大肠息肉的检查分为疾病发现和病理诊断，介绍如下。

（1）实验室检查

粪便隐血试验：大部分的息肉很少出现肉眼便血，粪便隐血试验可以发现肠道少量出血，根据这一结果，考虑是否做进一步检查。不过其诊断意义有限，假阴性较多，阳性者可提供进一步检查的线索。

肿瘤标记物：血清癌胚抗原（CEA）、糖类抗原（CA242、CA199），对异常者应连续复查2次，如果结果都高，应该做内镜检查。

（2）专科检查 直肠指检是最方便快捷的发现方法，但范围有限，一般仅限于直肠中下部息肉的检查。以便血、肛门肿物脱出为首发症状的年轻患者，可先做直肠指诊，排查肛门及直肠下段情况。如有内痔出血情况，可先针对内痔做诊断性治疗。

（3）影像检查

X线钡剂灌肠：能通过钡剂的充盈缺损敏感地发现大肠息肉，但对病变常常不能正确分类和定性。

螺旋CT的模拟内窥镜技术：利用计算机软件功能，将螺旋CT容积扫描获得的图像数据进行三维处理，重建出类似纤维肠镜所见的肠道立体图像。这种技术可以发现2～5毫米大小的肠道息肉。优点是无创，缺点是不能取活检，难于发现扁平息肉类的病变。

（4）**内镜检查** 不仅可直视下观察大肠黏膜的微细病变，而且可通过组织活检和细胞学刷片检查而确定病变的性质，因此是发现和确诊大肠息肉的最重要手段。

纤维结肠镜、电子结肠镜：是目前肠道检查的最主要手段，镜下可以完成检查、活检和治疗等操作。配合静脉麻醉，无痛肠镜让更多担心有肠道疾患者乐于选择。还可在内镜下对局部喷洒染色剂，再用放大结肠镜观察，可以观察局部的微细结构，准确预测腺瘤性息肉、有无癌变，以及确定早期结肠癌浸润深度，对于制定治疗方案具有指导意义。

超声内镜：将微型高频超声探头安置在内镜顶端，当内镜插入体腔后，在内镜直接观察消化道黏膜病变的同时，可利用内镜下的超声行实时扫描，可以获得胃肠道层次结构的组织学特征及周围邻近脏器的超声图像，从而进一步提高了内镜和超声的诊断水平。超声内镜可将消化道壁分成5层，可判断肿瘤浸润的深度，并初步判定肿瘤性质，能够鉴别消化道的隆起是否黏膜下肿瘤或壁外病变压迫所致。

镜下激光诱导自体荧光技术：是一种早期癌症和癌前病变检测技术。肿瘤细胞组织和周围正常细胞的化学成分不同，当受到一定波长的光照射后，其产生的荧光广谱也不同，利用这一原理可以帮助早期肿瘤的诊断。

（5）**病理学检查** 病理诊断除用于对大肠息肉进行分类外，还提示癌变的可能性大小。

在病理诊断报告中我们经常看到这样的描述，低级别上皮内瘤变和高级别上皮内瘤，这是什么意思？

低级别上皮内瘤变是指息肉结构和细胞学异常比较表浅，仅限于黏膜上皮的下半部，相当于轻度和中度异型增生，癌变可能性较小。

高级别上皮内瘤变则指结构和细胞学异常扩展到上皮的上半部，乃至全层，相当于重度异型增生和原位癌。那些形态学上缺乏浸润进入黏膜下层依据的癌都归入此类。高级别上皮内瘤变，具备与肿瘤细胞相类似的生物学特征，有发展为肿瘤细胞的潜在趋势，但仍然属于良性病变，采取相应干预措施可使其发展停止，甚至逆转。

提出高级别上皮内瘤变这个名称比原位腺癌更为合适，黏膜内瘤变比黏膜内腺癌更为恰当。目的是避免过度治疗，防止对人体造成不必要的损伤而影响预后及生存质量。

> 在管状腺瘤的病理诊断报告中我们常看到不典型增生分成 Ⅰ、Ⅱ 和 Ⅲ 级，级别越高，癌变的可能性越大。

4 怎样区分不同类型的大肠息肉

大肠息肉的种类比较多，根据病理组织学分为两类，即肿瘤性息肉（也叫腺瘤性息肉、新生物性息肉）和非肿瘤性息肉（也叫非腺瘤性息肉、非新生物性息肉）。肿瘤性息肉主要指腺瘤性息肉，包括单发的管状、绒毛状和管状绒毛状，多发的家族性多发性腺瘤病、加德纳综合征和特克特综合征。非肿瘤性息肉包括错构瘤性、炎症性、化生性等。见下表。

分类		单发	多发
肿瘤性 息肉	腺瘤	管状	家族性（非家族性）多发性腺瘤病
		绒毛状	加德纳综合征
		管状绒毛状	特克特综合征
非肿瘤性 息肉	错构瘤性	幼年性息肉	幼年性息肉病
		波伊茨-耶格息肉	波伊茨-耶格综合征
	炎症性	炎性息肉	假息肉病
		良性淋巴样息肉	良性淋巴样息肉病
	化生性	化生性（增生性）息肉	化生性（增生性）息肉病
	其他	黏膜肥大性赘生物	

（1）肿瘤性息肉（单发）

大肠管状腺瘤：管状腺瘤占全部腺瘤的75%左右，是大肠内最常见的息肉状病变。多见于男性青壮年，儿童偶发。内镜下可见隆起或球状息肉，表面易出血，有时可见溃疡面。年龄偏大者，腺瘤发生于右半结肠者居多。有继发感染时，表面附有黏液脓性分泌物。5%～10%的管状腺瘤在蒂部周围邻近黏膜，甚至在腺瘤顶对侧肠黏膜出现白斑，白斑呈圆顶状，约几毫米大小，成簇小片分布。

大肠绒毛状腺瘤：绒毛状腺瘤又称乳头状腺瘤、绒毛乳头状腺瘤，约占腺瘤的10%。大部分的绒毛状腺瘤发生于直肠和乙状结肠下段，是最易癌变的大肠息肉。首发症状可能为慢性黏液血便，有时大量便鲜血。指诊可触到直肠下段的腺瘤，一般为柔软、分叶、蒂短或无蒂的肿物。内镜检查，可见海绵状或绒毛样肉红色肿物于肠壁广泛附着，表面易出血。70%以上的绒毛状腺瘤分布在左半结肠、乙状结肠和直肠。

大肠管状绒毛状腺瘤：是管状和绒毛状混合型腺瘤，具有上述两种结构的腺瘤。其癌变率介于管状腺瘤与绒毛状腺瘤之间。

（2）肿瘤性息肉（多发）

家族性多发性腺瘤病（加德纳综合征）：为多发性肠道腺瘤，最重要的诊断依据是腺瘤的数量超过100个。其余的依据有基因胚系突变和肠外表现，包括表皮样囊肿、骨瘤、硬纤维瘤、胃底腺息肉等。本病癌变率非常高，癌变的平均年龄约为40岁，但在20～25岁时，癌变风险已达1%～6%。有该病家族史的人建议从10～15岁起，每次间隔1～2年行肠镜检查，即使期间未检测出腺瘤，也要一直监测到40岁。

特克特综合征：又称为胶质瘤息肉病综合征。其特征为家族性多发性结肠腺瘤伴有中枢神经系统恶性肿瘤。临床上比较罕见，其结肠息肉数为100个左右，全结肠散在分布，体积较大，癌变率高。中枢神经系统肿瘤多发于大脑半球，也有发于小脑、脑干部及脊髓者，还可合并脑垂体腺瘤、恶性淋巴瘤等。发病年龄为2～84岁，与性别无关，年轻人多见。预后不良，大部分病例在确诊后数年内因脑肿瘤死亡。

本病在癌变前症状多不明显，可首先出现结肠息肉病引起的不规则腹痛、腹泻、便血或黏液脓血便。也可先见神经胶质细胞瘤引起的症状，如腹痛、复视、视力障碍、运动意识障碍等。可并发胃、十二指肠、小肠的肿瘤、脂肪瘤、甲状腺癌、卵巢囊肿等，皮肤多见咖啡牛乳色斑及其他皮肤异常。

（3）非肿瘤性息肉

幼年性息肉：又称先天性息肉、潴留性息肉。主要发生在10岁以下儿童，平均发病年龄5岁，男孩多于女孩。4岁和18～22岁会呈现两个发病高峰，70%～80%发生在直肠，且60%距肛口10cm以内，多为单发。青春期后有自然消失趋向。成年人也可发生，但较少见。病理学上认为，此种息肉是一种正常组织的异常组合，称其为错构瘤，与腺瘤不同，不发生癌变。内镜下切除后一般不会复发。

临床表现以无痛性大便带血为主，部分低位息肉的患者用力排便时可脱出肛外，便后又缩回。直肠指诊可扪及带蒂、活动的球形息肉。内窥镜下可见息肉呈球形或卵圆形，直径不超过1cm，表面光滑，一般均有细长的蒂，蒂为正常黏膜组织。

P-J综合征：又称为黑色素斑胃肠息肉综合征，癌变率较低，一般低于3%。消化道多发息肉，胃、十二指肠、小肠、直肠、结肠分布密集且广泛，多数在2cm以内，大部分带蒂。常伴有面部、口唇周围、鼻孔、口腔黏膜、手指、足趾、手掌背面有色素沉着。

部分病例有黏液、血便、腹泻、腹痛、贫血及蛋白丢失。偶有发生肠套叠和肠出血者。较大量的消化道出血，多提示胃、十二指肠息肉。息肉可直接或间接诱发肠套叠，此时出现腹部绞痛和一系列肠梗阻症状，与小儿肠套叠或老年人因肿瘤所致肠套叠相比，本综合征所致者较轻，腹痛多历时10~15分钟而自行缓解。

炎性息肉：又称假性息肉，与大肠黏膜炎性病变有关，多见于溃疡性结肠炎、阿米巴痢疾、肠结核、克罗恩病、血吸虫病等。由于炎症造成黏膜溃疡，上皮破坏，上皮再生修复时，纤维组织增生而成。炎性息肉如果引起上皮不典型增生，就有癌变可能。如溃疡性结肠炎并有假性息肉的形成，病程在20年者癌的发生率可达13%。

增生性息肉：又称化生性息肉，多见于中老年人，好发于直肠。内镜下看常为小丘状隆起，呈现灰白露滴状，直径在2~5mm，广基、半球形、表面光滑，呈淡红色或淡褐色。绝大多数无临床症状。息肉表面光滑，质地软。通常单发，约10%多发。体积较大的增生性息肉可出现不典型增生，形成所谓的锯齿状腺瘤，极少数可发生癌变。

多发性淋巴性息肉病：是以胃肠道多发性广基息肉为特征的胃肠道非霍奇金淋巴瘤。

5° 什么样的大肠息肉容易癌变

在大肠息肉家族中，有一种息肉最常见，危害性也最大，它就是"腺瘤性息肉"，又称为肿瘤性息肉，约占全部大肠息肉的70%左右。有95%以上的结直肠癌是来源于腺瘤性息肉。大肠腺瘤分布在大肠的各部位，不同部位癌变率具有差异，以直肠、乙状结肠最高，升结肠最低。多发性结直肠腺瘤癌变率明显高于单发性结直肠腺瘤患者。

结直肠镜检查和大肠息肉切除治疗可以显著降低结直肠癌的发病，因而大肠息肉早期发现、早期诊断、早期进行内镜下切除治疗可以有效减少结直肠癌的发生。强烈建议40岁以上的男性，息肉直径1.5cm以上的管状绒毛状腺瘤或绒毛状腺瘤的患者尽早进行内镜下大肠息肉切除治疗，并且术后定期随访复查，可以有效减少结直肠癌的发生率与死亡率。大肠息肉内镜下切除治疗后在复查结直肠镜检查期间仍具有较高的风险再次发现息肉，术后定期复查结直肠镜检查是最主要、最有效的措施。

6 大肠息肉可以用药物治疗吗

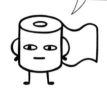

　　腺瘤性息肉建议手术切除，在非腺瘤性息肉或息肉手术后的预防复发方面可以考虑药物治疗。

　　在药物治疗和预防肠息肉方面，目前尚无特效西药。对于炎性息肉可以用药物积极治疗原发病，如溃疡性结肠炎等。多数炎性息肉在原发炎症好转或痊愈后也随之好转或消失，因此西药治疗参考原发炎症的药物治疗。过去有人认为NSAIDs类药物对于大肠息肉及直肠癌有明显的降低发病率作用。也有研究认为，长期使用阿司匹林可降低结直肠腺瘤或结直肠癌患者术后腺瘤的发生，但尚无减少结直肠癌发生的证据，也无长期使用苏林酸和塞来昔布可减少结直肠腺瘤发生危险性的证据。最新的研究认为，阿司匹林与其他NSAIDs类药物在降低结直肠息肉危险性的作用上并无差别，同时NSAIDs类药物在临床上用于预防结直肠腺瘤仍不成熟。另外也有使用钙剂、叶酸、二甲双胍等药物治疗肠息肉的研究，但目前多数是动物模型研究，且存在药物不良反应、远期疗效欠佳、不能减少结直肠癌发生以及长期服药困难等问题。体育锻炼、纤维素饮食等则是公认的结肠息肉发病的保护性因素。

此外在息肉的药物治疗方面，中医学为辨证施治，以中药内服，或以中医外治，或以内服外治结合。有的研究者将这种疾病总结为湿热下注、脾虚气滞、寒凝结滞等类型，临床上进行分型治疗。也有的研究者将这种疾病总结为脾虚湿滞、脾肾阳虚、痰瘀交阻等不同的证型，依据证型进行对应治疗。通过穴位埋线（主要穴位包含肺俞、肾俞、关元、足三里等）结合附子理中汤加减进行治疗，效果明显，能有效提升临床治疗效果及患者满意度。

7 发现大肠息肉一定要切除吗

并非所有的结直肠息肉病都需要治疗。应根据息肉的部位、性质、大小、多少、有无并发症及病理性质选择治疗方式，决定治疗方案。

（1）**小息肉**　行结肠镜检查可予以摘除，并送病检。

（2）**直径大于2cm的非腺瘤性息肉**　可采用结肠镜下分块切除。直径大于2cm的腺瘤，尤其是绒毛状腺瘤应手术切除。

（3）**腺瘤癌变**　病理检查若腺瘤癌变穿透黏膜肌层或浸润黏膜下层则属浸润性癌，应按照结直肠癌治疗原则处理。腺瘤癌变若未穿透黏膜肌层、未侵犯小血管和淋巴、分化程度好、切缘无残留，摘除后不必再做外科手术，但应密切观察。

（4）**家族性腺瘤性息肉病**　如不治疗，最终可发生癌变，因此应尽可能在青春期内确诊并接受根治性手术。最彻底的手术方式是结肠、直肠中上段切除，下段黏膜剥除，经直肠肌鞘行回肠肛管吻合术。术后定期复查。

（5）**P-J综合征**　息肉多发并散在，胃多发性肠道错构瘤一般不癌变，难以全部切除。无症状可做随访观察，若有症状可行息肉切除术或肠段切除术。

（6）**多发性淋巴性息肉病**　治疗以放射治疗为主，应用大剂量放射剂辅以骨髓干细胞移植对部分患者有益。

（7）**炎性息肉**　以治疗原发肠道疾病为主，炎症刺激消退后，息肉可自行消失；增生性息肉症状不明显，无需特殊治疗。

8 大肠息肉有几种切除方式

目前来看，结直肠息肉的手术方法有很多种，但主要可以分为三大类，即结肠镜下切除、经肛门手术切除和开腹手术切除。

在临床治疗中，绝大多数结直肠息肉其实都不需要进行开腹手术，在结肠镜下就可以实现切除。结肠镜下切除术又可以分为：凝除术、钳除术、圈除术、内镜黏膜切除术（EMR）和内镜黏膜下剥离术（ESD）。总体来说，小的息肉可以使用电凝切术（PSD）热活检钳凝除或氩气刀（APC）治疗，较大的息肉则可以用PSD热活检钳钳除，带蒂的息肉可以用圈套器圈除，而非常大的息肉和扁平的息肉则需要行EMR或ESD。

对直肠中下部的息肉可以直接经肛切除或结扎。

一般而言，手术都会存在一定的风险，结直肠息肉手术也不例外。其术后存在的第一个风险就是肛门周围会出现潮湿、瘙痒，甚至糜烂；第二个则是会导致盆腹腔感染，例如肠段切除，如果控制不严，或是有一些病菌感染，就会出现盆腹腔的感染；第三个风险是会出现男性功能障碍，这可能与损伤盆神经有关系；第四就是会出现肛门狭窄，因为在环切的时候，如果回肠和肛周吻合，那么吻合口容易出现炎症刺激，或者吻合较紧也会导致肛门周围的狭窄，从而导致术后患者大便比较困难。

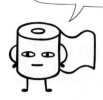

大肠息肉反复复发怎么办

　　大肠息肉病术后复发一直是困扰患者和医生的难题，目前多以生活习惯调整为主，配合部分药物治疗。

（1）生活习惯调整

- 多食水果、蔬菜和全谷类食物。这些食物富含纤维素，可以降低结肠息肉再发的风险。水果和蔬菜还富含抗氧化剂，有一定的防癌作用。

- 远离烟酒。吸烟、过量饮酒都会增加结肠息肉和结肠癌的风险。如果有大肠癌家族史，尤其应该减少吸烟和饮酒，可以降低发病风险。

- 坚持体育锻炼、控制体重。

- 预防糖尿病、高血脂和高血压。

- 补钙有助于预防结肠息肉。

- 保持良好的心态应对压力，劳逸结合，不熬夜，不过度疲劳。

- 不食用被污染的食物。

（2）配合药物治疗　　目前对于肠息肉复发治疗主要以中药为主。中药汤剂治疗结直肠息肉的核心药物为乌梅，核心药对为乌梅配伍僵蚕。而在给药途径上，中药汤剂内服仍然是临床应用的主要方法，不过多种研究显示中药保留灌肠治疗肠息肉内镜治疗复发患者疗效也非常显著，患者生活质量更好，且不良反应发生率及复发率更低。

　　西药方面，有专家主张服用非甾体类抗炎药物，如阿司匹林、舒林酸、吡罗昔康和吲哚美辛。由于需长期用药，吡罗昔康和吲哚美辛副作用较大，可用阿司匹林160mg～200mg/d口服。舒林酸是一种非甾体类前体药物，吸收后需经生物转化而成有活性的代谢产物，由于该药是以无活性的代谢物随尿排出，故副作用较阿司匹林少，常用剂量为400mg/d口服，主要副作用为胃肠道反应。

知识卡

经常给大肠"洗澡"好吗

当下很流行洗肠，不少人认为洗肠可以清除宿便，及时排出毒素。人体有宿便吗？一个正常的肠道，粪便都会在12～72小时内完全排出。即使是一些便秘患者做传输试验，大部分人也会在72小时内排空粪便。在结肠镜检查中，还没有在大肠内发现所谓的宿便。

洗肠能清洗掉肠道内的粪便吗？其实洗肠主要洗的是直肠，最多对乙状结肠的粪便有一定的作用，但对再上面的结肠恐怕就"鞭长莫及"了。

相反，频繁洗肠危害多。破坏肠道内环境，造成微生态失衡，导致肠功能紊乱。还会破坏肠道黏膜保护层，导致肠道炎症；影响肠吸收，造成部分维生素缺乏；抑制肠神经反射和肠蠕动，造成排便困难及肠穿孔等。

第十七章

直肠癌

Carcinoma of the Rectum

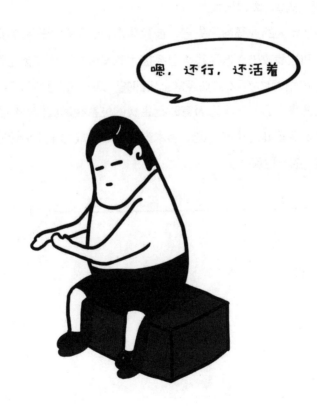

直肠癌自述

我是最常见的**消化道恶性肿瘤**之一，可以生活在从齿状线至直肠乙状结肠交界处之间。我生长的位置比较低，容易被直肠指诊和乙状结肠镜检查发现。但我小的时候非常低调，让我的"**宿主**"没有明显的变化或者仅有少量便血。如果"**宿主**"大意，不去专业医生处检查，我很容易瞒天过海，顺利长大。

中老年人的直肠容易失守，被我攻占，但近些年来很多青年人的直肠也顺利被我攻破。这种趋势已经被大家发现，让我在肠癌界更"**红**"了。用来对付我的手术方法经常上"**热搜**"，一方面因为我容易在手术之后卷土重来，另一方面因为有时我生长的位置距离肛门括约肌很近，手术时很难保留肛门功能。这个手术难题，让我成为手术治疗方法上受到争论最多的一种疾病。

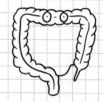

1° 直肠癌发病的高危因素有哪些

直肠癌的病因目前尚不清楚，多数由腺瘤性息肉演变而来，经历增生、腺瘤、癌变各阶段及相应的染色体改变，癌变涉及多基因参与，相对复杂。但其相关的诱发因素可能如下。

（1）**饮食**　直肠癌的发病与饮食因素密切相关，其中包括高脂高蛋白低纤维饮食、缺乏维生素与微量元素。直肠癌发病率高的国家，人均动物蛋白质、动物脂肪消费量大，肠道中的甲基胆蒽物质增多，动物实验表明该物质可诱发结直肠癌。饮食纤维中的戊糖具有很强的吸水能力，高纤维饮食摄入可增加粪便的体积和重量，使粪便通过肠道速度加快，减少肠道中有害物质的形成和活性，缩短致癌物质与肠黏膜的接触时间。

（2）**炎症**　炎症使得肠黏膜不断重复破坏和修复的过程，从而产生癌变。患有溃疡型结肠炎、克罗恩病、直肠腺瘤、直肠息肉的患者患直肠癌的概率会上升，患有血吸虫病也被认为是直肠癌的诱因之一。

（3）**遗传因素**　有直肠癌家族史者，直系亲属患直肠癌的风险明显高于正常人。遗传因素在直肠癌发病中起重要作用，5%～20%的直肠癌为遗传性直肠癌，包括林奇综合征、家族性腺瘤性息肉病（FAP）和黑斑息肉综合征（P–J综合征）等家族遗传性疾病。

（4）**化学致癌物质**　亚硝胺及其化合物是导致肠癌最重要的化学致癌物，油煎、烘烤食品中的甲基芳香胺也与肠癌的发生密切相关。此外，胆汁酸和胆固醇在肠道厌氧菌群的作用下也可形成多种化学致癌物质。

（5）**生活方式**　烟草是一种明确的致癌物质，吸烟与直肠肠腺瘤的发生有密切关系；肥胖是直肠癌的危险因素；长期的精神压抑也被认为是直肠癌的危险因素。极轻体力活动有可能会是直肠癌的诱发因素，因体力活动可以促进肠道蠕动，帮助粪便排出，减少肠道和粪便中致癌物质的接触时间。

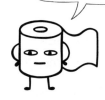

2 怎样预防直肠癌

由于直肠癌的病因还不十分清楚，所以至今仍没有特殊的预防办法，但是生活中如注意某些细节，可能会减少直肠癌的发病率或减少癌变机会，甚至能够早期发现，以便得到及早治疗。

- 应积极防治直肠癌的癌前病变，如积极治疗溃疡性结肠炎，对于结直肠腺瘤性息肉，特别是家族性息肉病等，应及早治疗，或早期手术切除病灶，以减少癌变机会。

- 注意饮食结构，避免高脂肪、高蛋白饮食，多吃些含纤维素和维生素的新鲜蔬菜。

- 防止便秘，经常保持大便通畅。

- 对中年以上高危人群进行定期粪便潜血检查，肛门指诊检查，必要时行纤维结肠镜或气钡双重造影检查，发现"危险信号"及时进行诊治，做到早发现、早治疗，以进一步提高直肠癌的生存率。

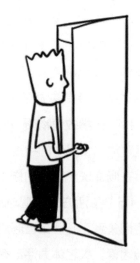

"知识卡"

长期便秘会癌变吗

这个问题的答案是肯定的。近年来，随着人们饮食结构的改变以及精神心理和社会因素等多方面的影响，便秘已成为影响现代人生活质量的重要因素，大量的研究成果表明，长期便秘与结直肠癌之间有密切的相关性。

特别是老年人发生便秘的危害更大，老年人肠癌的发病率会明显高于年轻患者。长期便秘患者其粪便在肠道内停留时间过久，对肠道是一种慢性刺激，人体肠道内存在着大量菌群，其中一部分是"好细菌"，还有一部分是"坏细菌"，而这些"坏细菌"通过对粪便的分解，会产生亚硝胺、苯酚、吲哚等有害物质。便秘时间越久，其刺激时间则越长，程度越严重，产生的致癌物质也会越多，致癌物质直接作用于肠道黏膜而诱发肠道肿瘤的发生。此外如果致癌物质吸收入血，进入人体其他组织器官，亦可诱发人体其他部位肿瘤的发生。

因此长期便秘的患者，特别是老年患者，如果通过自我纠正无法改善便秘，那么就需要及时前往医院在专业医生指导下接受干预性治疗，避免便秘迁延导致肠道癌变。对于患有慢性便秘的成年人来说，定期的肠镜检查是十分必要的，早期发现结肠息肉并及时接受治疗，可以有效减少结直肠癌的发生。

3 自我诊断直肠癌的要点是什么

直肠癌的早期大多没有明显症状，肿瘤生长到一定程度，根据侵犯部位会有不同的临床表现，这些症状提醒我们，需要警惕直肠癌，应及时去医院进行检查。直肠癌症状出现的频次依次为便血80%～90%，大便次数增多60%～70%，大便性状改变40%，黏液便35%，肛门痛20%，里急后重20%，便秘10%。侵犯前列腺、膀胱可引起尿频、尿痛、血尿等。侵犯骶前神经可出现骶尾部持续性剧烈疼痛。

（1）黏液血或脓血便　便血是直肠癌的最早期症状。肿瘤本身质脆，粪便经过时常导致出血，通常表现为大便表面带血及黏液，若并发严重感染可呈脓血便。当发生少量出血时，往往肉眼看不到，通常是在做大便常规显微镜检查时，才发现有大量红细胞或大便潜血试验呈阳性。出血量较多时，一般用肉眼就能看到，血色鲜红或暗红。一般痔疮患者大便带血常在大便表面，血不与粪便相混，血色鲜红，而肛管、直肠有癌肿时，大便常为粪便、黏液、脓血混合，仔细观察可帮助鉴别。但一些患者尤其是本身就有痔疮病史的患者往往自认为便血是因为"痔疮"，而不去医院检查，以致延误了病情。

当然，大便出血不是直肠癌的特有症状，内痔、直肠息肉、溃疡性结直肠炎、肠结核等许多疾病都有便血症状，但应注意的是如果有便血症状或大便潜血试验阳性，尤其是中老年患者，又经药物保守治疗无效，要想到有大肠癌的可能。

（2）**直肠刺激症状**　指因病变部位刺激直肠而导致的一系列症状，包括排便习惯改变、便意频繁、排便前肛门下坠感、里急后重、排便不尽感，晚期有下腹疼痛。其中大便习惯改变常表现为大便不规律，大便次数增多，有时便秘，有时腹泻，或者两者交替发生。腹痛和腹部不适是大肠癌后期的症状，癌肿发生糜烂、坏死或继发感染致使肠管痉挛，可表现为隐痛、钝痛、绞痛，可以是阵发性的，也可以是持续性的。

（3）**大便形状改变**　癌肿长到一定大小时，可使大便形状改变，表现为大便变细、变扁或有沟等。因为痔疮长到一定大小时，也有大便形状的改变，所以发现持续的大便性状改变需要及时到医院检查。

（4）**急慢性肠梗阻症状**　随着癌肿的生长，肿块可以阻塞肠腔引起完全性或不完全性肠梗阻症状，其发生率为20%~55%，主要表现为腹痛、腹胀、肠鸣音亢进、恶心、呕吐、大便不通等。

（5）**全身表现**　发展到后期，可表现为贫血、消瘦、全身乏力等。随着病灶进展、侵犯位置不同或发生转移，可能引起不同的症状或转移器官的功能障碍。如直肠癌侵及骶神经丛可导致肛门失禁、下腹及腰骶部持续疼痛，侵犯前列腺、膀胱可引起血尿、尿频、尿急。直肠癌可通过血行转移至肝脏、肺部、骨等部位，导致肝功能受损、黄疸、呼吸困难、头晕头痛或骨转移部位的疼痛等。

> 即使无任何症状，40岁开始每年行一次肛门指诊，50岁开始每年行一次大便潜血试验，必要时再行气钡双重造影或行纤维结肠镜、乙状结肠镜检查，有助于直肠癌的早期发现。

4 诊断直肠癌需要做哪些检查

直肠癌的检查应遵循由简到繁的步骤进行，常用方法如下。

（1）**直肠指诊**　最简单而最重要的方法，我国约75%的直肠癌为低位，大多能在直肠指诊中触及，因此有便血、大便习惯改变、大便变形的患者均应接受直肠指诊的检查。

（2）**大便潜血检查**　作为普查和初筛的重要手段。标本应选择无肉眼血便，多次阳性者需进一步检查。

（3）**肿瘤标记物**　对直肠癌诊断有意义的是癌胚抗原（CEA），但对于早期诊断非特异性，意义不大，主要用于监测术后复发。

（4）**内镜检查**　包括直肠镜、乙状结肠镜和全结肠镜，可发现肿瘤并取病理活检以明确性质。全结肠镜与直肠指诊是结直肠癌的最基本检查手段。

（5）**影像学检查**　包括钡灌肠、腔内超声、CT、MRI，影像学对于检查肿瘤浸润深度、周围脏器和淋巴结的转移有重要意义。

（6）**病理学诊断**　腺癌（管状腺癌最常见，黏液腺癌、印戒细胞癌和未分化癌恶性程度高，预后较差）；腺鳞癌（主要见于直肠下段和肛管，较少见）。大肠癌可以在一个肿瘤中出现两种或两种以上组织分型，且分化程度并非完全一致。

5 直肠癌的轻重程度是怎样划分的

针对直肠癌的轻重程度，目前国际上通用的是美国癌症联合委员会（AJCC）/国际抗癌联盟（UICC）第8版结直肠癌TNM分期系统。根据直肠癌侵犯程度（T分期）、局部淋巴结转移情况（N分期）和远处转移情况（M分期），将直肠癌分期。根据TNM分期，直肠癌按严重程度可分为0～Ⅳ期。

（1）**早期直肠癌（0-Ⅰ期）** 原发肿瘤仅局限于黏膜内或黏膜下层，无淋巴结转移及远处转移。

（2）**Ⅱ期直肠癌（Ⅱ期）** 原发肿瘤侵犯肠壁肌层，无淋巴结转移及远处转移。

（3）**Ⅲ期直肠癌（Ⅲ期）** 无论原发肿瘤侵犯深度，存在区域淋巴结的转移，但无远处转移。

（4）**Ⅳ期直肠癌（Ⅳ期）** 肿瘤转移至其他器官，如肝、肺、骨和脑的转移；腹腔种植转移；远处淋巴结转移，如锁骨上淋巴结转移。

6 直肠癌可以治愈吗

直肠癌是指从齿状线至直肠乙状结肠交界处之间的癌，是消化道最常见的恶性肿瘤之一。直肠癌患者早期手术的效果是很好的，5年的生存率可以达到90%左右。但是晚期治疗效果较差，5年的生存率不到40%。

对于肿瘤，包括直肠癌，患者能够活5年就认为是临床治愈，所以往往按照5年生存率来统计临床治愈率。针对早期直肠癌的治疗，5年生存率是比较高的，绝大多数可临床治愈。

7 哪些直肠癌经肛门局部切除即可

直肠癌最主要的治疗方法是手术。但因其位置深入盆腔，解剖关系复杂，手术不易彻底，术后复发率高。直肠癌根据部位、大小、活动度、细胞分化程度有不同的手术方式。具有以下特点的直肠癌可经肛门行局部切除术。

● 早期的直肠癌即T1期直肠癌。

● 瘤体比较小的直肠癌。

● 经检查没有淋巴结转移的患者。

● 通过病理学的活检，提示为分化程度比较好的直肠癌，即中分化或高分化的直肠癌。

8 直肠癌手术微创方式好还是传统方式好

目前直肠癌的微创手术一般是指腹腔镜和机器人手术。在大多数情况下机器人手术和腹腔镜手术相对常规开腹手术，具有创伤小、恢复快、术后神经功能好（排尿功能和性功能等）的优势，并可以减少手术并发症。但直肠癌的治疗应采取个体化综合治疗的原则，要根据患者的身体状态、肿瘤的病理类型、侵犯范围（分期），有计划地应用多种治疗手段，以期提高治愈率。

直肠癌侵犯范围不同，治疗原则也相应不同。早期无淋巴结转移直肠癌及癌前病变的在内镜下切除，具有创伤小、并发症少、恢复快等优点，对于低危险因素的T1期早期肠癌，效果与手术相似。原则上，无淋巴结转移或淋巴结转移风险极低、残留和复发风险低的T1期病变可先尝试进行内镜下切除。如果肿瘤无法完成切除，或术后病理提示存在高危因素者，需要行补救性手术。

哪种直肠癌可采用保肛手术治疗

中下段直肠癌与肛管括约肌接近，保留肛门手术难度较大，即使保留肛门，令其术后功能正常也是手术的一个难题。直肠癌是手术方法上争论最多的一种疾病。一方面保肛手术不仅可以保留患者正常排便的功能，对于患者的精神方面也是重要慰藉。另一方面，保肛和肿瘤切除的彻底性之间在某些范围内存在一定的矛盾。所以，保肛是追求生活质量，不保留是追求生存率，这两者之间如何平衡？

一般而言，肿瘤距离齿线越近，保肛手术成功率越低。对于癌症组织分化程度高、肿瘤浸润程度差，同时肿瘤部位在中段及下段患者，一般肿瘤的位置在距齿线超过4～5cm，可以行保肛手术。对于癌症组织分化程度差，同时肿瘤侵及肠壁1/2周以上或侵及全层的患者，肿瘤下缘距齿线需超过5cm才可行保肛手术。对于癌症组织分化程度差、肿瘤浸润范围广的患者以及肿瘤位置距齿线5cm以内的患者，不推荐保肛手术。

近些年，许多专家学者在直肠癌低位（距齿线小于5cm）及超低位（距齿线小于3cm）保肛手术方面做了很多探索。而随着对直肠的生理解剖、直肠癌的病理和生物学特性认识的加深，各种权威指南将直肠癌远端安全切缘从5cm改写为2cm，也有研究证实特定患者远端切缘保证1cm也可以被接受，且并不影响患者的生存率。距离，已经不是决定能否保肛的唯一因素。

应遵从"先保命，再保肛"的原则。在手术前行放化疗，使肿块缩小，可令一部分患者有望获得保肛机会。确保肿瘤的完全切除和确保肛门功能的保留是保肛的前提，能否保肛主要依据外科医生对患者自身条件和直肠癌特征的综合判断决定。

10° 直肠癌已经转移还可以手术吗

近年来不少研究证实，直肠癌肝转移的手术切除效果不是原来想象的那样悲观。直肠癌患者发生肝转移，不论是与原发灶同时存在，还是原发灶切除后才发生的，若肝转移灶能被彻底切除，则可提高生存率。凡属单个转移灶，可行肝段或楔形切除。如为多个肝转移灶而不能手术切除者，可先全身化疗，使肿瘤缩小到能手术切除的时候再行切除，可达到同样的效果。对部分患者而言，即使强烈化疗也不能使肝转移瘤缩小至能手术切除的程度，则行姑息性化疗。

11° 放化疗怎样与手术配合运用治疗直肠癌

（1）**放疗**　放射治疗简称放疗，是通过放射线局部照射以达到杀灭或抑制癌细胞的目的。放射治疗在帮助患者获得手术机会、预防术后复发及缓解症状（复发或转移的患者）方面都有较广泛的应用。根据其应用的时间和作用分为新辅助或辅助放疗、根治性放疗、转化性放疗和姑息放疗。

新辅助放疗：指在手术前进行放疗，主要针对局部晚期直肠癌。新辅助长程同步放化疗结束，推荐间隔8~12周接受根治性手术，短程放疗（25Gy/5次）联合即刻根治性手术（放疗完成后1~4周内）。

辅助放疗：手术后进行放疗，可以预防肿瘤的复发。

根治性放疗：对于某些不能耐受手术或者有强烈保肛意愿的患者，可以试行根治性放疗或放化疗。

转化性放疗：对于复发、转移或初始不可手术并有潜在接受根治性切除机会的患者建议行转化性放疗，有可能使不能手术的患者获得手术机会。

姑息性放疗：姑息性治疗的适应证为无法手术根治原发灶、局部区域复发和（或）远处转移，可以一定程度上缓解肿瘤病灶引起的疼痛，控制肿瘤生长，提高生活质量。

（2）**化疗** 化学治疗简称化疗，是指使用化学药物杀灭癌细胞达到治疗目的。有研究显示，直肠癌可能在疾病早期就存在远处转移却不容易被发现，而化疗可以杀死这些远处转移的微小病灶，从而延长患者复发和转移的时间。化疗还可以使直肠癌肿块缩小，让原本不能手术的患者获得手术机会。直肠癌常用的化疗药物有：5-氟尿嘧啶、亚叶酸钙、伊立替康、卡培他滨、奥沙利铂、雷替曲塞等。直肠癌常用的化疗类型如下。

新辅助化疗：对于肿瘤可以根治性切除者，手术之前使用的化疗。可以使肿瘤缩小，为手术创造有利条件，还可以杀死微小转移病灶（病灶直径<1mm），延长患者复发和转移的时间。

辅助化疗：对于肿瘤可以根治性切除者，手术之后使用的化疗。对于高危 II 期或者 III 期直肠癌患者推荐术后行辅助化疗，因术后辅助化疗可以使患者的3年无复发生存率、3年总生存率都高于术后不行辅助化疗的患者。

根治性化疗：对于某些不能耐受手术或者有强烈保肛意愿的患者，可以试行根治性化疗。

转化性化疗：应用于治疗后复发或转移的患者，使其获得手术机会。

12 直肠癌保肛手术后肛门功能异常怎么办

肛门功能障碍是低位直肠癌患者保肛术后常遇到的困扰，临床上表现为排便次数多、肛门失禁、排便紧迫感、肛门坠胀和疼痛、大便性状为水样便等症状，常常引起患者的心理、生理发育和社会活动能力障碍。

肛门功能障碍的常见原因是直肠癌低位前切除术后引起的直肠肛门抑制反射的异常。直肠的顺应性在术后3个月内是较差的，会出现肛管静息压力和最大收缩压的异常。残余直肠的长度被认为是维持有效功能的重要因素。其他的原因还有术中吻合器械损伤括约肌功能或者炎症反应、吻合口狭窄等。

膳食纤维的服用有助于降低直肠癌术后患者排便障碍的发生率，这是由于：膳食纤维具有保水吸水作用；可结合胆汁酸盐和细菌内毒素，减轻肠壁炎症反应；短链脂肪酸在吸收过程中可增强结肠黏膜的Na^+-H^+交换，促进Na^+吸收，同时吸收水分增加，减少粪便含水量；刺激肠道蠕动，促进水分吸收，以上因素都有利于粪便成型，促使粪便排出通畅，提高了"新直肠"的顺应性，加快康复。

有报道显示利用较长时间的有针对性的生物反馈治疗，对改善肛门括约肌及周围神经功能有一定帮助。

此外还有一些手术治疗，如超低位直肠癌手术后括约肌严重损伤的患者可行括约肌重建手术；制作结肠J型储袋以代替部分直肠的储便功能等。

13 直肠癌手术后直肠狭窄怎么办

直肠癌术后吻合口狭窄的发生率与吻合口位置密切相关。吻合口越低，出现吻合口狭窄的可能性越大。

（1）非手术治疗

增加食物纤维和通便剂：对没有明显症状的吻合口狭窄，增加食物纤维和通便剂可使吻合口扩张。

扩肛术：是治疗直肠狭窄的主要方法之一，包括手指或器械扩肛法，器械扩肛法多采用不同型号的肛门镜进行循序渐进的扩张治疗。适用于狭窄环较软、较短、较低的轻度至中度的肛管、直肠狭窄。而对于较长的直肠管状狭窄，可在麻醉下采用不同直径的尿道扩张探条，扩张直肠的管状狭窄段，两次扩张后患者症状可缓解。

内镜扩张术：采用经乙状结肠镜行气囊扩张术与其他方法比较，气囊导管的最大优点是安全，扩张的气囊由于自身的特性仅产生放射状的张力，从而防止了组织的过度伸展和损伤。如果狭窄长度>5cm可行多次扩张。

经肛门或肠镜下合金支架置入术：直肠癌术后吻合口狭窄引起肠梗阻的患者，可经肠镜下于狭窄处置入合金支架，但对肿瘤复发和肠道准备不充分的患者是绝对禁忌证。

（2）**手术治疗**　适用于严重的直肠吻合口狭窄或者同时伴有重度肛管狭窄的患者。直肠狭窄的外科治疗应遵循从简到难、循序渐进原则。常用手术方法如下。

瘢痕组织切开松解术：适用于单纯的吻合口狭窄。麻醉满意后，首先沿直肠纵轴切开直肠后位狭窄瘢痕，如果指诊检查直肠扩张不满意，再切开直肠两侧狭窄部。吻合口瘢痕组织切开后，要坚持扩肛，不然会导致瘢痕迅速形成再狭窄。

内括约肌切开术：适用于低位直肠狭窄和伴有肛管狭窄。该手术方法包括一侧、两侧或多重的部分内括约肌切开术。

黏膜或皮瓣的转移术：适用于严重的吻合口狭窄。切除瘢痕组织，转移黏膜或皮瓣进行修补。在齿线处的狭窄可应用V-Y皮瓣；齿线以上的狭窄可应用菱形皮瓣；若要覆盖大面积的皮肤，可采用S形的转移皮瓣成形术。

结肠造口术：适用于梗阻症状较重的吻合口狭窄患者，其目的是抢救生命、缓解症状。临床上遇到直肠狭窄段较长、术中难以分离开直肠狭窄处的瘢痕组织，只有行结肠造口术。

直肠狭窄环切除、乙状结肠肛管吻合术：对于直肠炎性狭窄患者，如果增生的纤维组织较厚、较宽，常规的直肠腔内手术或直肠扩张难以达到治疗的目的，行直肠狭窄环切除、乙状结肠直肠或肛管吻合术。手术适应证包括：狭窄环距齿状线4cm以上；炎性的狭窄组织与直肠严重粘连，无法分离；狭窄环的宽度超过2cm。